城乡医疗保障制度统筹发展浅析

张秀兰　崔迁迁　翟红霞　主编

北方联合出版传媒(集团)股份有限公司
辽宁科学技术出版社

图书在版编目(CIP)数据

城乡医疗保障制度统筹发展浅析 / 张秀兰, 崔迁迁, 翟红霞主编. —沈阳 : 辽宁科学技术出版社, 2024.5
ISBN 978-7-5591-3544-5

Ⅰ. ①城… Ⅱ. ①张… ②崔… ③翟… Ⅲ. ①医疗保障—研究—中国 Ⅳ. ①R197.1

中国国家版本馆CIP数据核字(2024)第078297号

出版发行：辽宁科学技术出版社
（地址：沈阳市和平区十一纬路25号　邮编：110003）
印 刷 者：辽宁鼎籍数码科技有限公司
幅面尺寸：170mm×240mm
印　　张：12.75
字　　数：280千字
出版时间：2024年5月第1版
印刷时间：2024年5月第1次印刷
责任编辑：高雪坤
封面设计：博瑞设计
版式设计：博瑞设计
责任校对：王春茹

书　　号：ISBN 978-7-5591-3544-5
定　　价：75.00元

编辑电话：024-23285311
邮购热线：024-23284502
http://www.lnkj.com.cn

编 委 会

主　编　张秀兰　崔迁迁　翟红霞

副主编　孙　霞　李淑玲　孙建勇　董　霜

前　言

健康是全人类的永恒追求，医疗保障制度是保障国民健康的重要措施。但医疗保障同样是世界性难题，它的建立、发展乃至完善都与国家的经济社会发展水平、政治制度、历史文化传统和理论研究水平有着密切的关系。由于长期以来的城乡二元社会经济结构、历史文化传统等深层次原因，我国现行医疗保障制度按覆盖人群设计，呈现二元化、碎片化特征。在城市有城镇职工基本医疗保险、城镇居民基本医疗保险，在农村有新型农村合作医疗制度，再加上尚不完善的城乡医疗救助制度，构成“三基本一救助”四板块式的医疗保障制度体系。这种体系对于健全我国医疗保障体系，实现医疗保障制度的全覆盖和快速扩大参保人群覆盖面发挥了积极的作用，但城乡分割的二元医疗保障制度在城乡之间保障公平性、提高经办管理服务效率、减轻人民群众医药费用负担、促进国民健康水平提高等方面还需要不断优化和提升。如何改革完善现行二元医疗保障制度，缩小城乡差距，实现城乡和谐发展，有效缓解城乡居民特别是农村居民的看病就医压力，为全体居民提供公平又不失效率的医疗保障服务就成为当前紧迫的现实问题。

过去，我国医疗保险基本上呈外延扩张式发展，其主要特征是扩面、提档、投入。现在已经到了转向内涵式发展的阶段，其主要特征是更加注重体制机制创新和管理服务提升，实现由人人享有基本医疗保障向人人公平享有基本医疗保障转变。我们应认识到，完善基本医疗保险制度，实现公正和谐医保，比建“框架”情况更复杂、任务更艰巨，既需要科学周密的顶层设计，又需要“三医联动”，实行一系列配套改革和体制机制创新。当务之急是加快基本医疗保险的城乡统筹步伐，既要增强制度的公平性，又要提高管理和基金使用效率。

城乡医疗保障制度的统筹发展核心在于公平筹资和均等受益。统筹发展方向是分阶段、有步骤地化异趋同，最终实现构建城乡居民健康保障体系的目标。统筹发展的政策路径可从制度框架、筹资机制、统筹层次、经办资源、管理体制、转移接续等方面展开。鉴于此，我国城乡医疗保障制度的统筹发展应采取以下几个方面的对策措施：第一，在一个制度框架下建立多档次的缴费标准和待遇标准；第二，整合经办资源，构建城乡居民基本医疗保险一体化信息管理系统；第三，改变部门分割管理，实现行政管理体制的统一化；第四，建立不同医疗保险制度之间的转移接续机制，方便参保人员的流动和选择；第五，提高统筹层次，发挥制度效应；第六，确定稳定的筹资机制和财政补贴机制。城乡医疗保障制度统筹发展不能一蹴而就，要不断努力，实时改进，争取让人们能够更好地享受医疗保障服务。

张秀兰

2023年5月

目　录

第一章 统筹城乡医疗保障制度概述

第一节 城乡医疗保障制度

一、概念界定

(一)社会保障

社会保障虽是当代国际社会通用的一个名词,但不同国家、地区的政府或学者对其内涵及外延的界定不尽相同。不同观点的具体表述存在差异,但就社会保障的实施目的、责任主体、保障对象、资金来源及实施方式等方面本质特征的认识却基本统一,归纳详见表1-1。

表1-1 社会保障内涵

内涵	不同观点归纳
实施目的	国外强调个人福利,社会成员的基本生活权利得到安全保障;国内还强调对政治和社会的预期价值
责任主体	国家、社会、政府
保障对象	法定范围内的社会劳动者
资金来源	国家财政
实施方式	体现福利性。国外强调社会收入的再分配,即转移支付;国内强调须同时依靠国民收入的初次分配和再分配

因内涵界定的不统一以及国家间经济发展水平、社会、政治、文化传统等方面的差异,社会保障外延的界定也表现出较大区别。笔者将社会保障界定为政府凭借对国民收入的初次分配与再分配,以国家财政为主要资金来源,保障社会劳动者法定范围内的基本生活权利以及国家、社

会的预期价值，包括社会保险、社会救济、社会福利、优抚安置、社会互助与个人储蓄积累保障。

（二）医疗保障及医疗保险

不同学者对医疗保障的界定同样有所区别，笔者认为医疗保障指以法律和社会政策为依据建立的社会化国民医疗保障系统的统称，包括政府保险、社会保险、商业保险、互助保险、医疗救助、特殊人群保险、公共卫生以及家庭保障等保险和非保险机制，以有效地分散和转移社会成员因疾病而产生的收入风险，从而给予社会和家庭生活充分的保障。

医疗保障的特点：①强制性。医疗保障制度是国家通过法律法规强制实施的，要求符合条件的用人单位和劳动者必须参加，国家实施医疗保障制度的经费是依靠国家的力量强制征收的，任何单位、个人不得就医疗保险缴费率和缴费额度讨价还价。社会医疗保险基金的管理、支付也是依据国家政策、法规强制运作的。②公平性。健康是公民的基本权利，医疗保障作为保障公民健康的重要措施，其公平性应放在首位。一个公民，无论其职业、地位、年龄、性别、出生地等有什么不同，其对医疗服务和保障的需求是相同的。对于符合条件的每一个社会成员来说，享受医疗保障的机会和待遇是一律平等的，就医和用药都是依病情而定的，社会地位、经济收入都不能影响其对医疗保障的需要。另外，医疗保障作为实现国民收入再分配的重要职能，能促进社会保障乃至整个社会分配趋于公平。③社会性。医疗保障是社会化大生产的产物，其社会性主要表现在：一是保障对象的社会性，应是全体社会成员；二是管理机构的社会性，其制度构成内容的多样性决定了经办管理机构的社会多样性；三是医疗保障基金来源的社会性，既要依赖于政府财政，又要依赖于社会各界、社会成员的支持与慈善捐赠。④共济性。基本医疗保险是医疗保障体系的核心组成部分，它依据“大数法则”，通过集中社会力量广泛筹集医疗保险基金，并使用互助共济的手段向患病的保障对象提供全部或部分免费的医疗服务，从而保障其健康，使其不会因疾病风险而造成较大经济负担，进而影响正常生活，促进生产力的发展和社会的进步。⑤公益性。医疗保障制度的实施直接关系到全社会的利益，一般不由以营利为目的的公共权力机构进行管理，被保障对象缴纳的保险费比较低，享受时可以以最少的支付获得最大的社会医疗保障。医疗保障的实施，不仅使患者本人尽快恢复健康，而且有助于减少疾病流行，有利于社会生产的发展，使整个社会全体成员共同受益。

此外，医疗保障还具有保障对象的普遍性、风险的不确定性、医疗服务提供的即时性、费用测算和控制的复杂性等特点。

医疗保障的作用：①有助于体现社会公平。医疗保障对于劳动者来说，虽然在考虑其劳动状况，如工龄的长短、劳动条件的差异和贡献的大小时有所差别，但总的来说它并不与劳动者的劳动数量、劳动质量完全挂钩，它能保证所有劳动者患病后有均等的就医机会，并根据病情提供医疗服务和必要的援助，从而有利于体现社会的公平。②有助于维护社会稳定。医疗保障是社会稳定机制的重要组成部分，它通过收入再分配和为公民提供保障服务，可以有效地缩小贫富差距，减少社会冲突，缓和社会矛盾，建立稳定社会的安全网。所以，包括医疗保障在内的社会保障被西方国家称为“社会安全网”和“社会稳定器”。③有助于建立和完善社会主义市场经济体制。医疗保障制度的建立给公民提供了基本的医疗保障，由国家、企业和个人三方负担费用，有利于减轻企业负担，使企业轻装上阵，参与竞争以适应市场经济体制的要求。现代医疗保障制度还可以消除公民的后顾之忧，激励他们积极工作，并促进劳动力的合理流动，有利于市场体系的完善和社会主义市场经济体制的建立。④有助于保护劳动者健康，促进社会生产力的发展。医疗保障制度的建立和实施，可以保护和提高劳动者的身体健康，使劳动者在患病后可以得到及时的治疗，较快恢复劳动生产力，保证劳动力再生产的正常进行，从而不断提高劳动者的素质、提高劳动生产率，促进社会生产的发展。⑤有助于推动医疗卫生事业的改革和发展。医疗保障是连接医疗服务提供方和医疗服务消费者之间的纽带与桥梁，是促进医疗卫生事业健康发展的重要手段，既有利于控制医疗卫生费用的不合理支出和降低医疗卫生费用的不合理增长，又有利于促进医疗卫生资源的合理配置，还有利于促进对基层医疗卫生服务的利用。⑥有助于增强费用控制意识。医疗保障制度通过建立个人缴费和分担医疗费用的机制，有利于增强公民控制个人医疗费用意识和自我保障意识。同时，医疗保障制度对医疗卫生服务供方和需方有较强的规范管理能力，提倡适度医疗消费，有利于有效利用卫生资源，提高医疗卫生服务效率。

医疗保障模式：①社会医疗救助制度模式。它是指由政府承担主要责任，对社会贫困人群和因其他原因导致生活困难人群中的患病人员提供医疗服务的医疗保障制度。在各国的医疗保障体系中，不同形式的医疗救助制度是最早产生并且至今仍是一个基本的医疗保障项目。我国的城乡医疗救助制度也属于这种模式。②社会医疗保险制度模式。它是指国家通过立法形式强制实施，由雇主和个人按照一定比例缴纳医疗保险费，建立社会医疗保险基金，通过“大数法则”分摊风险的机制和社会互助的原则，将少数社会成员的疾病风险分摊到全体社会成员的一种医疗保障制度。目前世界上有上百个国家采用这一模式，具有代表性的国家主要有德国、法国等欧洲国家及日本、韩国等亚洲国家，这也是我国的主体模式。③国家卫生服务保障制度模式。它是指国家以税收或缴费的方式筹集资金，通过国家财政预算拨款和专项基金的形式向医疗机构提供资金购买服务，由医疗机构向国民提供免费或低收费的一揽卫生保健服务的医疗保障制度。这一模式也可以称为免费医疗保障模式，曾盛行于西方国家，尤以英国、瑞典、加拿大和澳大利亚最为典型。④市场医疗保险制度模式。它是指将医疗保险作为一种商品，按市场原则自由经营的保险模式，以合同的形式将被保险人遭遇的疾病风险造成的经济损失转移到保险人，通过收取投保人缴费建立的医疗保险基金的调剂使用达到补偿被保险人医疗费用的目的。这种模式是基于市场经济和对疾病费用精算的基础上的，其典型代表是美国，我国把它作为一种补充医疗保险。⑤个人储蓄医疗保障制度模式。它是指依据法律规定，强制性地要求雇主、雇员缴费建立以个人或家庭为单位的医疗储蓄账户，通过纵向逐步积累，以解决患病就医所需要的医疗保险基金。典型代表是新加坡，我国城镇职工基本医疗保险（以下简称职工医保）部分借鉴该模式设置了医疗保险的个人账户。

医疗保险是医疗保障的组成部分，是由特定的组织或机构经办，为补偿参保人因疾病风险导致的经济损失而建立的一种保险制度，有狭义和广义之分。狭义的医疗保险实质仅指医疗费用保险，仅限于对直接经济损失（医疗支出）的补偿。广义的医疗保险就是健康保险，属于人身保险，保险标的为被保险人的身体，对被保险人在发生疾病或意外事故导致伤害时发生的医疗支出和收入损失进行经济补偿或给付，不仅补偿由疾病给个人造成的直接经济损失，还补偿由疾病造成的间接经济损失（误工工资等），此外还包括对残疾、死亡、分娩等的经济补偿以及疾病预防和健康维护等内容。

我国的全民医疗保障制度，主要是由个人和单位缴费、财政补助等多种筹资来源构成的社会医疗保险制度。社会医疗保险强调筹资公平和医疗服务可及性的公平。社会医疗保险根据个人（或家庭）的支付能力进行筹资，对失业人员、退休者和低收入人群给予缴费优惠或豁免，保证每个社会成员都有机会参保。在筹资水平一定的情况下，社会医疗保险优先保证参保人对必需服务的可及性，在个体的生命周期中，年老时期疾病风险往往高于年轻时期；在社会总体收入结构中，低收入人群的疾病风险往往高于中高收入人群。社会医疗保险脱离了缴费与待遇完全对等的精算原则的影响，使社会互助共济的特性得以体现。

体现医疗保障制度内涵的是筹资和待遇，2020年3月5日发布的《中共中央国务院关于深化医疗保障制度改革的意见》（以下简称《意见》）在筹资运行和待遇保障机制方面有关键突破。

完善筹资分担和调整机制。非就业人群参加城乡居民基本医疗保险（以下简称城乡居民医保），缴费与经济社会发展水平和居民人均可支配收入挂钩，同时优化个人缴费和政府补助结构，即可建立成熟稳定的筹资增加机制。对于职工医保而言，个人和单位缴费与收入相关，因而存在自动增长的机制，但其筹资危机在于退休职工不缴费，随着抚养比变化会面临长期的基金支付风险。如何应对老龄化医疗负担的多渠道筹资政策显得十分紧迫，事实上可在财政补贴、在职人员缴费、退休职工缴费等方面做出权衡。此外，强化医疗救助必然要求加大财政投入和扩大筹资渠道。

健全医疗保障待遇清单制度。除政府决策权限，科学界定基本制度外，划定法定医疗保险的保障范围，确立“公平适度”的边界，即确立基本支付范围和标准是待遇清单制度的核心。支付范围包含药品、耗材目录，预防、治疗、康复、安宁疗护等医疗卫生服务项目等。就支付标准而言，何为适度国内并无统一的认识。共付在社会医疗保险中的主要作用是防范道德风险，减少过度利用医疗服务（过度保障的结果），并非为了增加筹资。在筹资水平既定的情况下，需要对医疗保障制度的三个核心维度——覆盖人群、支付范围、补偿水平进行平衡和取舍。从实现卫生服务利用公平的角度看，提高补偿水平，降低共付的优先级应大于扩大保障范围。灾难性卫生支出（指一个家庭年度支付的卫生支出达到或超过家庭可支配能力的40%）发生率是衡量医疗保障制度公平性的重要标准之一，与发达国家相比，我国的灾难性卫生支出发生率仍然较高。一般而言，一个国家或地区的个人现金支出占医疗总支出的20%以下，灾难性卫生支出、因病致贫的发生率就比较低了。健康扶贫工程通过建立兜底保障机制，对个人自付医疗费用封顶，彻底解决农村建档立卡贫困人口的看病就医问题。从长期来看，健康扶贫的长效机制推进一方面要求完善现有的基本医疗保险和大病保险制度，科学界定补偿参量和医保目录，保证病有所医、医有所保，预防因病致贫；另一方面要求强化医疗救助的兜底能力，设立有别于保险制度的补偿机制，并与家庭实际医疗支出核查相结合，实现精准救助。建立防范和化解因病致贫返贫长效机制，需要靠医疗救助制度的规范和强化来实现。

健全门诊统筹保障机制，改革职工医疗保险个人账户。此举可谓结构性改革。总体上，我国医疗保险制度注重住院保障，兼顾门诊保障。从防范风险的角度来看，保“大”兼顾保“小”的制度设计无可厚非，因为造成灾难性卫生支出的多为住院服务。新型农村合作医疗（以下简称新农合）建立初期，门诊保障设计是家庭账户，对门诊保障水平有限且基金使用效率不高，后改为门诊统筹。城镇居民基本医疗保险（以下简称居民医保）初期无门诊保障，后期引入门诊统筹。城乡居民医保整合后延续了门诊统筹政策，但由于封顶线较低、报销比例较低，普通门诊实际保障水平明显低于住院保障。当然，门诊慢病保障政策较为优惠，但对获益人群有严格的资格限定，支出占医保整体基金支出比例较低。近年来，城乡居民医保基金门诊支出为15%左右，这是门诊保障率较低的体现，也可视为优先保障住院的结果。职工医疗保险门诊保障以个人账户为主，门诊慢(特)病统筹基金的占比逐年扩大。个人账户在制度早期发挥了其应有作用，但由于其只能降低个人生命周期中的健康风险而不能体现社会医疗保险的互助共济作用，使用效率较低。从参保人视角来看，无论个人账户还是较低的门诊报销水平，相对于住院保障都显得“不合算”，因此产生了一部分不合理的住院服务。改革个人账户，提升门诊保障水平，一方面是响应居民健康需求变化和适应医学发展趋势，另一方面是调整目前有些失衡的待遇保障结构。优化门诊保障待遇、增加门诊服务会相应替代一些不必要的住院服务，从而提高基金的配置效率。

(三)基本医疗保障制度及新农合制度

基本医疗保障制度同样有狭义和广义之分。狭义的是指国家或政府以立法强制推行，通过行使其在制度安排、资金筹集、公共服务与监督等方面的职能，在居民因病消费必需的医疗卫生服务时对其给予医疗费用补偿的一种社会保障制度，即社会医疗保障制度。它既是社会保障的组成部分，也是一般医疗保障的组成部分。广义的基本医疗保障制度，除了狭义包含的内容以外，还包括商业健康保险、社区合作医疗保障以及对所有居民提供的公共卫生保健和针对贫困群体的医疗救助。广义而言，我国农村基本医疗保障制度就由社会医疗保障制度、补充医疗保险制度及贫困人口医疗救助三大部分组成。

新农合制度是相对我国20世纪80年代以前的传统农村合作医疗模式而言的，它是由政府组织、引导、支持，农民自愿参加，个人、集体和政府多方筹资，以大病统筹为主的农民医疗互助共济制度。新农合之“新”一般被认为是由各级政府和农民共同筹资并一定程度上采用了保险精算，以科学确定其保障水平和给付责任。新农合的统筹对象为农村居民，除从事农业生产经营为主的农民与在农村从事非农产业生产经营的农民以外,也包括仍居住在农村的失地农民、在乡镇企业就业的农民以及外出务工的农民工。这些从事非农产业的农民也被纳入新农合制度体系下,可以在一定程度上解决其医疗保障问题。新农合是我国农村医疗保障制度的一种组成形式,但并非其全部。新农合制度设计的基本原则之一是自愿参加,而这与社会保障的强制性基本特征是相悖的,所以有学者认为,新农合实质上是介于社会医疗保障与商业健康保险之间的混合制度,或是向社会医疗保险的过渡形式,更接近于国家福利性医疗补贴制度、国家补贴下的公立自愿医疗保险,具有非营利特性,或本质上是一种社区健康融资计划、小额保险。

（四）基本医疗保障基金

医疗保险基金通常指通过法律或合同的形式,由参加医疗保险的企事业单位、机关团体或个人在事先确定的筹资费率或筹资标准下,缴纳规定数量的医疗保险费汇集而成的、为被保险人提供基本医疗保障的一种货币资金,简称医保基金。根据上文基本医疗保障制度的内涵和外延,笔者相应地将基本医疗保障基金界定为国家或政府以立法强制推行,为参保居民提供基本医疗保障的一种货币资金,也可称为狭义上的社会医疗保障基金,简称基本医保基金,其核心是社会医疗保险基金。就不同的基本医保制度,对应有农村医疗保障制度基金(新农合基金)、城镇居民基本医疗保险基金(城居保基金)及城镇职工基本医疗保险基金(城职保基金)。

二、相关理论

（一）二元经济结构理论

二元经济结构是发展中国家在经济发展过程中普遍存在的现象。我国由于历史等原因,城乡之间二元经济结构特征明显。职工医保和新农合的发展就深刻地反映了城乡之间医疗保险制度的二元性特征。如何打破城乡之间的二元经济结构特征,实现城乡医疗保险制度整合,对于促进城乡经济的和谐发展具有重要的意义。

1.刘易斯模型

所谓二元经济,指的是一个国家传统农业部门和现代工业部门同时存在,劳动力不断由农村涌向城市,而且两者之间在劳动生产率、收入、就业、福利等方面存在着差异较为显著的一种状态。这种情况存在于发展中国家,换句话说,二元经济主要是指发展中国家存在的农业与工业两大部门发展的不对称性或者存在的地域差别。按照理论发展的先后顺序,主要有古典二元经济理论和新古典二元经济理论两种,这两种理论探讨的都是发展中国家应该如何合理地处理传统农业部门和现代工业部门之间的关系。

(1)劳动力无限供给条件下的经济发展

劳动力的无限供给。1954年,英国经济学家刘易斯发表了题为“劳动力无限供给条件下的经济发展”的文章,提出了他的二元经济结构理论。在刘易斯看来,在那些相对于资本和自然资源来说人口众多的国家里,劳动的边际生产率很小或等于零,甚至为负数的部门,劳动力的无限供给是存在的。比如,农业部门中存在着隐蔽性失业;许多临时性职业的存在;劳动力无限供给的其他来源是妇女、人口的自然增长和效率提高所引起的失业者。

资本主义部门与非资本主义部门。刘易斯根据利润的情况把整个经济分为两个部门,即资本主义部门和非资本主义部门。资本主义部门是经济中使用可再生产的资本,并因这种使用而向资本家支付报酬的那一部分。非资本主义部门,即维持生计部门或称为生存部门,是不使用可再生产的资本的那一部分。这个部门的人均产量比资本主义部门低,因为它的产品不是用资本生产出来的。这个部门中的很大一部分是自我雇佣的,如传统农业的小家庭耕作等。

工资水平。扩大的资本主义部门所必须支付的工资取决于人们在这一部门以外所能赚得的收入。古典经济学家通常认为工资决定于维持基本生活消费的需要,在以自耕农为主体的小农经济中,工资水平是由农民的平均产量决定的。如果工资低于人们留在土地上能达到的消费水平,他们就不会离开家庭农场去找工作。因此,在二元经济结构下,生存部门的收入决定资本主义部门的工资。但生存部门的收入只是决定资本主义部门工资水平的下限,工资必须高于这一水平。按刘易斯的说法,通常资本主义工资与生存收入之间的差额为30%~50%。之所以有这个差额,原因如下:一是资本主义部门生活费用比较高;二是劳动力从熟悉的生存部门转移到资本主义部门这一陌生环境是有心理费用的;三是工人在资本主义部门中的生产力水平可能较高。此外,资本主义部门中工会的力量也是其中一个原因。

经济发展的过程。刘易斯认为,经济发展理论的中心问题是要理解这样一个过程,即一个先前储蓄和投资占国民收入的4%或5%(甚至更少)的社会如何转变为自愿储蓄达到国民收入的12%或15%(甚至更多)的经济社会。这一问题之所以是中心问题,是因为经济发展的中心事实是快速的资本积累。国民收入几乎完全由生存部门的收入组成。如果不考虑人口增长,并假定劳动的边际产品量为零,那么,在整个发展过程中生存收入保持不变。因为根据定义,劳动力能够转移到扩张的资本主义部门,而同时不减少生存部门的产量。既然假定实际工资不变,那么资本积累和技术进步的全部剩余都将成为资本家的利润。工人在其中得到的全部好处是他们之中有更多的人按高于生存部门收入的工资水平就业。资本主义部门将剩余部分用于再投资——增加资本存量,吸收更多的人到资本主义部门就业。

刘易斯模型的其他两种形态如下。

刘易斯模型的第二种形态假定:①经济是封闭型经济。②资本主义部门依赖于与非资本主义部门的贸易,如换取食物、原料等。即使劳动力蓄水池仍能提供足够的劳动力,资本主义部门的扩张也可能会由于贸易条件恶化而受到遏制。如果资本主义部门不生产食物,那么它的扩大会增加对食物的需求,并提高食物价格,从而减少了利润。要想使农产品价格稳定,农业生产必须与需求同步增长,也就是说,农业生产率要提高。

刘易斯模型的第三种形态假定:①经济是开放型经济。②资本主义部门与非资本主义部门都与外部世界有贸易往来。这样,资本主义部门可以通过从外部世界进口使之免受非资本主义部门的停滞之累。但因此产生过多的进口会使增长放慢速度,或导致结构性通货膨胀。资本输出是另一条出路,但输出资本将减少国内固定资本的形成,并因此减少对国内劳动力的需求。

(2)现代部门对传统部门的影响

刘易斯认为,现代部门的扩张可以通过四种方式或途径使传统部门受益,但每一种方式也可能会产生破坏性的影响。

第一种方式是就业。现代部门雇佣从传统部门转移出来的劳动力。这些人在现代部门可获得更高的收入,社会地位有所提高,其子女也有更好的机会。然而,如果一个国家人口不足,现代部门对劳动力的吸收就有可能是掠夺性的,这会对传统部门造成破坏。

第二种方式是分享物质设施。现代部门为它自身建立了基础设施(铁路、公路、码头、医院、供水、供电等),传统部门只需支付边际成本或更低的费用,就可以使用这些设施。

第三种方式是通过现代部门的发展促进传统部门的观念和制度的现代化。例如,新技术提高产量,女孩被允许上学,土地耕作制度被改良,农民进入合作社等。

现代部门的发展对传统部门的最后一种影响与两个部门之间的贸易有关。如果现代部门必需品部分依赖于传统部门,那么,现代部门的扩张就依赖于传统部门的类似扩张,否则,贸易条件就会不利于现代部门。然而,传统部门生产力的上升对现代部门的影响也可能是反方向的。

(3)刘易斯模型的弊端

对刘易斯模型的批评主要有以下几个方面。

第一,劳动力的转移过程可能因要素分配份额的变化而突然中止。例如,在经济进入转折点之前,实际工资就可能已经上升而不是保持不变。这可能是由最低工资法、政府干预或工会活动造成的,也可能是由生存部门生产率提高造成的。

第二,剩余劳动力不仅仅存在于农业部门,城镇工业和城市也可能存在剩余劳动力。城市的剩余劳动力只能由工业部门吸收,这可能会对农业劳动力向工业的转移产生不利影响。

第三,许多人指出,农业劳动的边际生产力接近或等于零的观点很难令人接受。许多经验表明,农业劳动的边际生产力是正数。

第四,从理论上说,剩余劳动吸收速度取决于可用于再投资资金的多少。然而,就业不一定会随着这种再投资而增加。如果再投资采用资本密集型技术,就业仍可能不会增加。

2.费景汉—拉尼斯模型

费景汉、拉尼斯修正了刘易斯模型中的假设,在考虑工农业两个部门平衡增长的基础上,完善了农业剩余劳动力转移的二元经济发展思想。该理论认为,存在二元经济结构的发展中国家的经济发展过程,就是从落后的维持生计部门向发达的资本主义部门,或者说是农业部门向城市工业部门不断转移的过程。农业剩余劳动力的非农化转移能够促使二元经济结构逐步削减。随后,众多学者对二元经济结构理论进行了不断深入的发展和探索。费景汉—拉尼斯模型明确地将二元结构归结于传统农业与现代工业的并存(这与刘易斯的观点有所不同)。按照他们的说法,从农业社会到二元经济再到成熟经济是一种重要的增长类型。

按照费景汉—拉尼斯模型,经济发展过程可分为三个阶段。

第一阶段,与刘易斯模型没有区别。在这一阶段,经济中存在着隐蔽性失业,即相当一部分劳动的边际生产力为零或接近于零,因而劳动力是无限供给的。当隐蔽性失业的劳动力向工业部门转移时,农业的总产量不受任何影响。当这部分劳动力转移完毕,经济发展就进入了第二阶段。

第二阶段,工业部门所吸收的劳动力是一些劳动的边际生产力低于农业部门平均产量的剩余劳动力。由于这部分劳动力的边际生产力大于零,当他们转移出去以后,农业总产量就会下降,而剩下的农业劳动力仍和以前一样消费,所以,提供给工业部门的农产品就不足以按平均消费水平来供应工业部门的劳动力。这样,经济中开始出现农产品,特别是粮食的短缺,工业部门的工资水平开始上升。

第三阶段,当农业中全部的剩余劳动力都被吸收到工业部门就业以后,经济就进入了第三阶段。在这个过程中,关键的问题是如何把隐蔽性失业人口全部转移到工业中去。

费景汉—拉尼斯模型的意义在于,它强调了农业对工业的贡献,不仅仅在于它为工业部门提供所需要的劳动力,而且它还为工业部门提供农业剩余。如果农业剩余不能满足工业部门扩张后新增工业劳动力对农产品的需求,劳动力的转移就会受到阻碍。

3.乔根森模型

乔根森像刘易斯、费景汉和拉尼斯一样,假定不发达国家存在剩余劳动,但劳动的边际生产率不为零。分析框架仍然是二元的,包括工业和农业两个部门。乔根森模型与刘易斯以及费景汉—拉尼斯模型相比,更强调农业的发展和技术进步。

4.迈因特模型

1985年,迈因特在《亚洲发展评论》上发表了一篇题为"组织二元结构与经济发展"的论文,提出了组织二元结构论。在迈因特看来,二元现象首先是一种不发达组织框架的产物,不仅市场网络发育不全,而且政府行政制度和财政制度也不健全。

传统部门与现代部门间的松散联系大致有四个方面,相应地,也就有四种类型的二元性。

产品市场的二元性。在所有不发达国家,最终产品市场可能较生产要素市场更为健全。市场体系中最薄弱的部分是传统部门的资本市场。

资本市场的二元性。资本市场二元性的表现是利率在有组织的资本市场上和在无组织的资本市场上有很大差别。

劳动市场的二元性。现代部门工资较高,传统部门的工资比较低。

政府行政和财政机构的二元性。政府总部必须通过一系列的中间层次机构才能与村落里的小规模经济单位建立联系。从总部到边远地区,政府管理的有效性似乎是递减的。

5.几点一般性评论

综述各种不同的二元经济模型，可以得出以下几点结论。

首先，在许多发展中国家，现代部门与传统部门的并存是一个重要特征。如何准确地把握两个部门的本质仍然是一个仁者见仁、智者见智的问题，但无论如何，现代部门是先进生产方式的代表，而传统部门则是贫穷落后的载体，这一点是毋庸置疑的。

其次，经济发展的水平、方向和速度在很大程度上取决于现代部门与传统部门的相互作用。当现代部门自身力量尚不够强大时，它通常需要从传统部门输入资源——资本和劳动力。

再次，二元经济结构这一特征本身意味着经济发展可以有两条引线，即现代部门的扩张和传统部门的改造。这两条引线的交织构成了不发达国家经济发展的主旋律。

从次，不容忽视的一点是，无论如何界定现代部门和传统部门，制度都是一个重要维度。经济发展本身也是一个制度变迁过程，制度选择和制度建设应构成经济发展战略的重要组成部分。

最后，不论何种形态的二元结构理论，都是对不发达经济的一种抽象概括，它只能揭示经济现实中最引人注目的轮廓，却不能全面反映经济现实的多样化特征。

发展中国家在从传统的农业社会进入现代化的工业社会的过程中，往往会在一段时间内积极地发展城市地区工业，而忽视了相对落后的农村地区经济的发展，于是造成了城市相对发达而农村相对落后的二元经济结构。因此，二元经济结构是发展中国家普遍存在的经济特征。

二元经济理论集中阐述了发展中国家在经济发展中，主要在于从以农业为主的分散的社会转变为更为集中的城镇化和工业化经济社会的过程，人口从农村向城镇的大规模转移问题是城镇化和工业化的核心，从而提高农民的收入水平和生产方式，最终实现二元经济向现代经济的转换。但是，二元经济结构理论没有从城镇与农村相互促进、协调发展的角度来探讨二元经济结构转换问题。发达国家城镇化水平高，发展中国家城乡二元分割问题严重，本书运用二元结构理论是为了比较发达国家和发展中国家城乡医疗保险整合模式的差异。

6. 二元经济结构在医疗保险制度中的表现

我国的二元经济结构主要是指我国以户籍制度为核心的一系列制度,它是人为地割裂城乡之间的联系,限制城乡之间的流动所形成的社会结构。城乡分割的二元经济结构特征严重阻碍了城乡经济的发展,并且导致城乡之间文化、制度、社会等方面的差异。正是由于城乡二元经济结构的存在,探讨如何实现城乡平衡发展才显得至关重要。

城乡平衡发展是指在城乡二元经济结构条件下,通过城市反哺农村(城镇化)和工业反哺农业(工业化)的经济政策和制度安排,促进农村剩余劳动力转移,完成传统农业部门向现代工业部门的结构转换,从而实现城乡经济社会的平衡发展。二元经济条件下的城乡平衡发展一定是动态发展中的平衡,这意味着城乡经济的统筹与协调发展不仅要达到短期平衡,还要达到中长期的平衡。需要强调的是,在二元经济结构逐渐消除的情况下,如何实现劳动力、资本、土地等资源在城乡之间的优化配置。因此,在实现城乡平衡发展的过程中,应该加快工业化和城镇化的进程,制定向农村和农业倾斜的政策,加大对农村的投入,推进农业向工业的合理转化,实现城乡经济社会发展和人民生活水平的提高。

我国正处于经济转轨和社会转型的关键时期,要逐步实现城乡平衡发展,最终实现二元变一元,除了加快工业化和城镇化进程,提高农业生产率和实现工业反哺之外,一个不容忽视的问题便是加快建立统筹城乡的社会保障制度。实现城乡平衡发展是一个长期而渐进的过程,不仅需要经济增长,更需要合理分配由经济增长创造的社会财富。现阶段的城乡二元经济结构导致了城乡之间收入差距的扩大,城乡分割的二元医疗保险制度造成了新一轮的不平衡,农民工、失地农民的医疗保障权益得不到维护,医疗保险关系转移接续还存在制度性障碍,这些都是城乡平衡发展中的不和谐因素。

我国医疗保险制度的二元性最主要的体现为职工医保、居民医保、新农合三个制度模式是两个不同的管理体制,在筹资、待遇、医疗卫生服务的公平性、可及性等方面存在失衡现象,所以如何做到制度之间的有效衔接、如何合理配置城乡医疗资源、如何提高城乡医疗卫生服务水平和保障水平，是整合城乡医疗保险制度、缩小城乡差距要探讨的问题。

因此，在城乡二元经济条件下实现城乡医保一体化有着十分重要的意义。要实现城乡之间医疗保险制度一体化的关键是打破城乡二元经济结构特征，发展农村经济，提高农民收入水平，缩小城乡差距，促进城乡协调发展，最终实现二元经济结构向现代化的一元经济结构转变。实现城乡平衡发展，不仅是经济长期可持续发展的需要，也是实现城乡二元经济结构转换的根本要求。因此，基于对城乡发展客观规律的认识以及对我国经济社会发展趋势、挑战、机遇的把握，针对我国城乡经济社会分割形成的二元医疗保险结构，必然要提出统筹城乡医疗保险制度、实现城乡医疗保险一体化的发展要求，从而消除城乡之间存在的制度差异和权利不平等，缩小城乡之间的收入差距，促进经济长期可持续发展。

政府在实现城乡医保一体化中的责任包括加快推进工业化、城镇化的进程，转变城乡分割的二元医疗保险格局，在医疗保险制度城乡统筹的过程中，在整体规划、宏观调控、筹资政策、补偿机制、基本服务提供等方面发挥主导作用，做好各项医疗保险制度的整合与衔接；加大财政投入和转移支付力度，逐步缩小城乡差距，确保人人享有平等的医疗保障待遇。

（二）社会公平理论

1.社会公平的内涵

社会公平是就人们在社会中的地位而言的，体现的是人与人之间的一种平等的社会关系。我们要依据马克思主义的观点对社会公平地进行分析，才能真正把握社会公平的科学内涵和精神实质。

美国政治哲学家罗尔斯在1971年的著作《正义论》中提出“平等主义的自由主义”的观点，掀起了关于社会公平正义的研究高潮。罗尔斯认为“正义是社会制度的首要价值”。他认为社会选择必须是公平的，并基于此虚构了“无知之幕”的原始状态。在这一状态下，他提出了著名的作为社会选择的两个正义原则。第一，自由的平等原则，基本的自由必须在社会中公平分配。每一个人对于一种平等的基本自由之完全适应体制，都拥有相同的不可剥夺的权利，而这种体制与适应于所有人的自由体制是相容的。第二,差别原则。社会的公职和职位应该在公平的机会平等的条件下对所有人开放,并且他们应该有利于社会中最不利成员的最大利益。

社会公平是一个历史的范畴。公平是人们对社会经济关系种种现象的反映和评判,是由一定的社会生产关系决定的。社会生产关系是发展变化的,社会公平的标准也随之发展变化。不能离开具体的社会生产关系抽象地谈论公平,把它当作某种亘古不变的原则。恩格斯明确指出,公平始终只是现存经济关系的或者反映其保守方面或者反映其革命方面的观念化的神圣化的表现。希腊人和罗马人的公平认为奴隶制度是公平的,1789年资产者的公平要求废除封建制度,因为据说它不公平。在普鲁士的容克看来,甚至可怜的行政区域条例也是对永恒公平的破坏。所以关于永恒公平的观念不仅因时、因地而变,甚至也因人而异。可见,在不同社会制度下存在不同的公平标准。就是在同一种社会制度下,不同的阶级由于阶级利益的差别,对社会公平的理解也是不一样的。例如,在资本主义社会里,资本家认为凭借生产资料的占有权来获取剩余价值是完全合理的、公平的,因为他们认为剩余价值是资本带来的,但工人们却认为这是对他们的一种剥削,是非常不公平的,因为他们认为剩余价值是由工人创造的超过劳动力价值外的那一部分价值。我国还处于社会主义初级阶段,现阶段我们的社会公平观必须反映这一社会主义初级阶段的基本经济制度,离开这一生产关系来讨论公平是没有理论基础的。邓小平曾指出,社会主义的本质是解放生产力,发展生产力,消灭剥削,消除两极分化,最终实现共同富裕。社会主义的公平观就要充分反映社会主义的本质要求,体现其精神实质。

社会公平是一个具体的范畴。不能把不同领域的公平标准混为一谈。在实际生活中,许多人一谈到公平,往往侧重从分配平均的角度来看待这个问题,并把社会公平等同于平均主义。但仅仅从收入分配的角度来考察社会公平,不利于全面认识社会公平的科学含义。列宁指出,社会主义者说平等,一向是指社会的平等、社会地位的平等,决不是指每个人的体力和智力的平等。一般来说,社会公平主要包括经济地位、政治地位、文化地位和人格地位上的平等等。经济地位的平等是指人们在社会生产和分配中具有相同的地位和权利,包括平等拥有工作、劳动的权利,平等获得工作机会的权利,平等享有改革发展成果的权利等。政治地位的平等,包括平等的参政与议政、选举与被选举的权利,在法律面前人人平等的权利等。文化地位的平等,包括平等地接受文化教育的权利等。人格地位的平等,即每个人的人格必须得到尊重和保护,而不管经济、政治和文化地位如何。各个领域的公平标准不一样,不能把这个领域的公平标准作为另一个领域的公平判断尺度。例如,等价交换、优胜劣汰原则是市场经济条件下的公平原则,在这一原则下人们之间存在一定收入差距是合理的,但在社会领域就不能以此为公平标准,因为社会领域必须以满足所有社会成员衣食住行的基本需求,促进人的全面发展、社会全面进步作为社会公平的尺度。当前,我们在再分配领域采取的一系列政策措施,如调节不同阶层的收入、实行各种社会保障制度、为所有社会成员提供基本的生活条件,都是从社会领域公平标准出发的。如果在社会领域仍然坚持等价交换的原则,势必造成贫富的两极分化,引发更多的社会问题。

社会公平是一个相对的范畴。世界上没有绝对公平的社会,这是因为公平的实现总是受一国经济、政治、文化发展程度的制约,不可能一蹴而就。“解放生产力,发展生产力,消灭剥削,消除两极分化,最终实现共同富裕”是社会主义的公平观,但由于目前我国还处于社会主义初级阶段,生产力还不够发达且发展不平衡,所以现阶段还不能真正实现这种公平观,还需要一个逐步推进的过程。此外,社会公平的实现也不是一劳永逸的,即使一种社会不公平的现象消除了,但由于各种原因又会出现新的矛盾和问题,需要我们去解决。社会公平的实现程度,并不完全取决于人们的善良愿望,而是取决于社会生产力的发展程度和社会制度完善的程度。所以,我们不能仅仅从伦理道德观念出发去评判公平与否,而是必须把公平放到一定的历史条件下进行考察,要研究这种公平观所反映的经济关系是不是适应生产力发展的需要,是不是符合社会发展规律提出的要求。

2.公平与效率的关系

通常来说，公平和效率往往成对出现，人们在提到公平时自然会想到效率与公平的关系。公平与效率是两个最基本的社会目标，也是一对矛盾体。但是，需要明确的一点是，效率和公平不是永远矛盾的关系。也就是说，提高效率并不意味着一定会加剧不公平。例如，在医疗保险领域，提高医疗保险基金的管理效率和使用效率，才可能更好地保障公平。在社会救助领域，提高救助基金的使用效率，甄别真正需要帮助的穷人，也是实现救助公平的必要条件。另外，需要强调的是，社会保障领域强调的公平，是起点的公平，而不是终点的公平；是过程的公平，而不是结果的公平。

随着改革开放的深入和市场经济的发展，我国居民收入差距在不断扩大。于是，一些人把这种不公平现象归咎于“效率优先、兼顾公平”这一原则。关于这一原则还要不要坚持的看法有很多，归纳起来，大致有以下三类不同的观点。

一是继续主张“效率优先、兼顾公平”，认为“效率优先、兼顾公平”的原则不仅不应改变，而且必须一以贯之地坚持，否则会影响我国经济的进一步发展。

二是主张“公平与效率并重”，认为“效率优先、兼顾公平”的原则颠倒了经济发展的价值目标与手段之间的关系，“效率优先、兼顾公平”的口号应该逐渐向“公平与效率并重”或“公平与效率优化组合”过渡。

三是主张“公平优先”，认为随着我国经济的快速发展，进一步重视公平问题的时机和条件已基本成熟，提出要“更加注重社会公平”，把促进社会公平和正义摆在突出位置。

上述争论的焦点主要在于在社会主义分配原则中，效率和公平究竟谁应处在“优先”地位。解答这一问题，必须搞清楚“效率”与“公平”的内涵和实质。在“效率优先、兼顾公平”这一分配原则中，“效率”是从生产力的角度来讲的，强调的是社会财富和社会价值的生产创造；而“公平”是从生产关系角度讲的，强调的是创造出来的社会财富和社会价值的合理分配。公平与效率并不属于同一方面的问题，效率侧重于生产力的角度，公平侧重于生产关系的角度。从这个角度来看，它们之间不是完全对立的关系，在某种程度上是相互促进的关系。一方面，提高效率，会做大物质财富的“蛋糕”，为实现公平提供物质前提；另一方面，注重公平，使物质财富的分配更加公正、合理，能为提高效率增添动力。在社会主义条件下，分配合理，人们的积极性就高，随之效率就会提高；效率提高了，可以用于分配的财富就多了，就更容易实现公平。

严格地说，公平很难定义。一般来讲，在一定的社会历史范畴和特定的生产力发展条件下，人们评价社会各个领域的规则合理性的价值标准与事实判断可以理解为公平。公平的评价标准因民族、阶级、历史时期以及生产方式的不同而不同，同时对公平的理解也受到经济地位、文化背景等因素的影响。医疗保险制度的公平性是指一个国家的全体公民以医疗保险需求为导向获得医疗卫生服务，即具有相同医疗卫生服务需求的社会成员应获得相同水平的医疗服务。

效率一般属于经济学范畴，指的是通过对有限资源的优化配置为社会带来尽可能多的福利。另外，可以将效率划分为宏观效率和微观效率。宏观效率可以理解为通过对社会资源进行合理配置来实现社会财富最大化。而微观效率则可以理解为生产要素投入与产出的对比关系。医疗保险宏观效率是指医疗保险制度所产生的社会、政治以及经济等效应的总和；医疗保险微观效率是指医疗保险制度在实施过程中的投入与回报之间的关系。医疗保险制度作为社会保险制度，在实践中对宏观效率的重视程度要大于微观效率。

医疗保险制度的效率主要是指医疗保险补偿的及时性和有效性，即能够在最短的时间内对因疾病发生医疗费用的患者进行保险补偿，及时缓解其就医带来的压力。例如，医疗保险制度缓和社会矛盾，化解多种社会风险，直接促进着社会公平、社会团结和社会和谐，这是制度产生的社会效果；医疗保险制度保护人权，促进政治文明和民主进步，提高民众对政府和执政党的满意度，实现的是政治效能；医疗保险制度中互助共济、风险分担的合作精神，则直接有利于增进人民的安全感，对提高互助、共享的社会道德大有裨益。因此，医疗保险的效率不能只是简单地用微观效率的指标来进行概括，不能只算经济投入账，而应高度重视由经济投入带来的社会效果、政治效能和伦理道德效应。

公平与效率的关系问题往往产生于政府对市场失灵的干预，政府往往基于公平理由，干预社会保障领域。公平与效率涉及个人收入再分配和资源有效配置的问题，政府对市场进行干预的本质就是通过对收入再分配和资源配置的协调来最大程度地实现公平与效率之间的相对平衡。公平是人类永恒追求的目标，医疗保险具有的为患者缓解由疾病带来的压力的特性，决定其必然将公平作为构建制度的理念和最终追求的目标。尽管效率并不必然带来公平，但它却是公平的物质基础，是实现公平的必要手段。因此，在理论层面上，公平与效率并重的价值取向应贯穿于医疗保险模式选择和制度建设的始终。但在具体操作中，由于受客观条件的限制，公平与效率应实现动态均衡，在经济水平难以支撑医疗需求时，医疗保险微观运行效率暂时要优于公平的考虑；而在效率保证的前提下，公平的诉求应作为制度建设的重点。

从生产力和生产关系的角度来认识效率与公平的关系，为我们在新时期处理效率与公平的关系提供了有益的启示。马克思主义认为，生产力决定生产关系，生产关系要适应生产力的发展状况。所以，我们在分配中究竟什么时候强调效率、什么时候突出公平，必须依据当时的经济发展水平。离开当前的经济发展实力和经济发展水平，抽象地谈论谁先谁后，没有实际意义。改革开放之初，由于生产水平发展速度较慢，人民生活水平长期得不到提高，广大人民群众的积极性和创造性受到影响，在这种情况下，就应该将效率放在优先位置。正如邓小平所说，如果不管贡献大小、技术高低、能力强弱、劳动轻重，工资都是四五十块，表面上看来似乎大家都是平等的，但实际上是不符合按劳分配原则的。正是在这一思想的指导下，在改革开放的进程中，我们把发展经济、提高效率作为发展的重点，实行了让一部分人、一部分地区先富起来的政策，极大地激发了人们的积极性，使经济迅速增长，人民生活水平有了很大提高，综合国力大幅增强。随着经济的快速发展，我们党也越来越认识到在继续强调效率的同时，必须更加注重社会公平。邓小平在1992年南方谈话中提出了注重社会公平的初步思路。因此,我们要根据经济发展的水平,正确处理效率与公平的关系。

当前,我国已经进入了小康社会和加快推进社会主义现代化的新的发展阶段。在这一新的历史时期,应如何处理效率与公平的关系呢?笔者认为,要更加注重社会公平,继续强调效率。

要更加注重社会公平,原因如下:第一,从社会主义的价值目标来看,维护和实现社会主义社会的公平是我国社会经济发展的基本价值取向。第二,从社会不公平造成的后果来看,日益严重的社会不公平现象,必将影响中国经济的健康发展和社会的稳定。社会不公平现象会造成社会各个群体之间的摩擦和矛盾,当这种矛盾积累到一定程度时,势必引发或加重其他一系列的社会问题。第三,从国家经济实力的角度来看,进一步维护和实现社会公平的时机条件已基本成熟。经过40多年的改革和发展,我国的经济总量、综合国力大大增强。经济实力的增强为我国解决多年积累下来的贫富不均问题奠定了物质基础。要继续强调效率,理由如下:第一,在社会主义初级阶段,发展生产力是我们的主要任务。发展生产力的途径就是提高效率。尽管我国经济有了较快发展,效率也有了很大提高,但经济落后和效率不高的情况仍未根本改变。第二,在市场经济规律的作用下,市场主体必然把效率放在第一位,因此它才能在市场竞争中立于不败之地。效率也只有在市场经济条件下才能得以实现。因此,为了遵循市场经济规律、保护市场主体的积极性,必须继续强调效率。第三,只有继续强调效率,才能进一步推动我国经济的发展,提高人民生活水平,才能有效解决包括贫富差距过大在内的一切社会矛盾和问题。

3.城乡医疗保险的公平性

按照差别原则,当社会和经济的不平等有利于社会中条件最不利的群体的最大化利益时,这些不平等是被允许的,而且它更多地代表社会弱势群体,如贫者、弱者的利益。因此,医疗资源的分配和医疗政策的制定应该有利于社会弱势群体利益的提高。与此同时,罗尔斯认为,第一原则置于第二原则之前,即平等原则优于差别原则,希望通过平等性来谋求社会秩序及其稳定。

根据罗尔斯的观点,社会应当纠正由于出身、自然禀赋和社会地位不同所导致的不平等现象,改善由于这些因素所导致的处于社会不利地位的社会成员的境遇。因此,实现人人获得基本医疗保障的平等权利的前提是拥有公平的医疗制度。这在理论上为实现城乡医保一体化,消除城乡差别,实现公平正义地接受医疗资源提供了一定的理论支持和政策建议,即在国民权利平等的前提下,实行差别平等的社会政策,使处于社会有利地位和不利地位的人都能够分享经济发展和社会进步带来的成果。

公平正义是实现和谐社会的基本条件。党的十七大报告中提到,既要通过发展增加社会物质财富、不断改善人民生活,又要通过发展保障社会公平正义、不断促进社会和谐。党的十八大报告全文倡导富强、民主、文明、和谐,倡导自由、平等、公正、法治,倡导爱国、敬业、诚信、友善的社会主义核心价值观,强调"坚持以人为本、全面协调可持续发展,提出构建社会主义和谐社会""着力保障和改善民生,促进社会公平正义,推动建设和谐世界要坚持全覆盖、保基本、多层次、可持续方针,以增强公平性、适应流动性、保证可持续性为重点,全面建成覆盖城乡居民的社会保障体系"。实现城乡医保一体化,消除城乡差距,使全民共享社会成果,是构建和谐社会的应有之义。

要实现社会医疗保险制度的公平性目标必须考虑可及性原则与可支付性原则,二者缺一不可。可及性原则是指参保者寻求并且获得医疗卫生服务的难易程度一样,都可以便利地得到所需要的医疗服务。近年来,随着新农合和居民医保的建立与发展,医疗保险制度的覆盖率不断提高,绝大部分人享有医疗保障。虽然目前实现了制度上的全面覆盖,但是由于不合理的城乡医疗资源配置,导致城乡居民在实际享有医疗服务的可及性上存在一定的不公平,广大农村地区无论是在医疗机构设备、设施条件等硬件方面,还是在医疗卫生技术人员等软件方面,与部分城市相比还是稍显落后,农民只能选择低水平的医疗服务或者选择花费更高的成本去城市接受较高水平的医疗服务。

即便满足了医疗服务的可及性原则，但是由于人的支付能力受到限制，不一定能真正利用合适的医疗服务，享有公平的健康结果。以三项医疗保险制度的报销比例为例，职工医保要高于新农合和居民医保，低收入者虽然缴费参保，但在患大病时常常因难以负担自付费用而无法利用到必需的医疗服务。即使有部分低收入者通过举债负担自费部分享受到必需的服务，也往往在病愈后使整个家庭陷入经济困境，即导致了因病致贫、因病返贫的现象。我国多元分割的医疗保险制度并没有起到收入再分配注重公平、缩小城乡差距的作用，反而进一步拉大了贫富差距，没有实现社会保障追求公平的本质目标。

三、统筹城乡医疗保障的理论基础

（一）风险管理理论

现代社会是一个充满风险的社会，并且这些风险的存在不以人们的主观意志为转移。这就要求人们在现实生活中，必须对潜在的风险进行甄别，摸清其发生规律，预测其发生后果，并采取相应的防范和处理措施，以便减少风险发生的可能性及其造成的不利影响，而这一系列认识、预测及处理风险的行为即统称为风险管理。与普通风险相比，疾病风险具有较强的不确定性、复杂性、连带性以及不完全补偿性等特性，这就使得疾病风险的管理和控制更具挑战和难度。

风险管理主要有风险回避法、风险控制法和财务法三种，具体到疾病风险的管理与控制中，最为常用的则是预防抑制和风险集合两种方法。预防抑制主要是指在疾病发生之前，采取一定的预防措施，从而避免疾病的发生。风险集合则是指将众多同样面临疾病风险的个体集合起来，共同对风险损失进行抵御与分摊的一种处理方法，而医疗保险正是风险集合处理方法中最典型的一种方式。医疗保险能够将众多面临疾病风险的个体集中起来，通过预测和精算确定每个个体需要缴纳的保费，这些保费集中起来形成医疗保险基金，从而在某些个体发生疾病风险时，能够对其实行有效救助和补偿。

职工医保、居民医保与新农合作为社会医疗保险的三种主要形式，要研究它们内在的运行规律、探索它们之间的协调机制，就必须应用风险管理的相关理论，因为这三种制度是从整个国家层面对疾病风险进行管理和控制的重要手段。如何使三种制度所形成的风险集合最大化，如何降低三种制度各自风险集合的重叠度，以及如何理顺三种制度风险集合的相互关系等一系列当前阶段面临的难题，都需要从风险管理理论中寻求解答。

（二）福利经济学理论

福利经济学是理性考察在不同经济状态下社会福利的变动，用以证明现实经济政策或经济制度是否合意的重要理论。“福利经济学之父”庇古在其《福利经济学》论著中将“福利”定义为个体获得的效用或满足。这种满足可以通过对财物的占有、消费的满足而产生，也可以因其他原因（如知识、情感和欲望等）而产生，而个体全部福利是所有这些满足的集合。其中可以用货币测度的部分，被称为经济福利，可以从收入、财富、商品、消费支出、基本物品和资源等角度来界定和测量。庇古从总量和分配两个方面讨论经济福利最大化的必要条件。在假定货币收入存在边际效用递减规律的前提下，收入再分配过程中，穷人得到的效用的增加要大于富人效用的损失，因而国民收入总量愈大，社会福利就愈大，国民收入分配愈是均等化，社会经济福利就愈大。

庇古的福利经济学是建立在基数效用论的基础之上，他认为最优的社会制度安排是以满足社会总效用最大化为目标的。20世纪30—50年代，在批判和吸收庇古的旧福利经济学基础上所形成的新福利经济学以序数效用论为基础，在考察社会政策的有效性时，以补偿原则代替了社会总效用最大化的原则，认为一项干预政策使受益者补偿了受损者后还有剩余，那么就不失为一项增加社会福利的政策。在此基础上，美国经济学家柏格森、萨缪尔森等人开始探索社会福利函数（Social Welfare Function，SWF）的形式，并将社会福利表示成依赖于自变量的福利函数形式

$$W = W(u_1(x_1), \cdots u_n(x_n))$$

根据这一函数形式，人们在公平和效率原则的权衡下，抉择福利总水平及其分布。社会福利函数并没有回避分配问题，他们认为组成社会福利的个人福利，取决于社会上个体间的收入分配，即收入分配不同，个体所消费的商品束就不同，社会资源配置就不同。因此，福利最大化问题便是探讨如何使一个经济社会的资源（包括生产要素和产品）在各个部门间达到最优配置，使产品在消费者之间达到最适度分配的问题，而对不同人群实行差异化的价格是实现这种适度分配的条件。萨缪尔森均衡的前提是每个人都能真实地表示出他对公共产品的偏好，并且政府拥有消费者的全部信息，了解每个人的效用函数。在现实生活中，上述政府并不存在，人们主动表达偏好是非常困难的。虽然蒂博特的“以足投票”假说、格罗夫斯—克拉克税机制、奥农·许兰德和理查德·泽克豪瑟提出的配给投票法理论为表达个体偏好提供了理论基础，但亦存在明显的效率问题，这在中国的医疗保障领域也并不可行。在此基础上，理查德·阿那森拓展和修正了福利经济学的分配原则，认为人的欲望是无法相互比较的，需求的无限性也使其不能将福利平等作为社会福利分配的目标，因而分配重点应使每个人都能根据自己的偏好做出不同的选择和决定，保证人们具有平等的机会获得同等价值的福利，即福利分配的机会平等概念。

在医疗卫生领域，医疗服务市场具有混合公共品的性质，由于受益高度私人化，在生产提供中更多的是采用私人付费的形式。通常，公共部门配置更多的预算资金到医疗服务部门并不必然对应更好的产出。因而医疗卫生领域的福利分配是研究的重点。库叶于1989年首度将福利经济学的分配理论引入到卫生经济学领域。由于外部不经济（又称为外部成本或外部损失，是指经济活动对除了交易双方以外的第三方产生的负面影响）、公共产品等因素的存在，医疗市场的资源配置不可能达到帕累托最优，在社会福利总量不变的前提下，分配必定意味着某些人的福利改进是以另一个人群的福利受损为前提，即存在着受益群体和受损群体。基于此，库叶提出了一个研究医疗服务资源分配问题的分析步骤：①定义相关人群的特征集。②测度不同人群之间这些相关特征被剥夺的程度。③估算用以消除被剥夺水平的物品或资源数量。④对比可以消除被剥夺水平的不同资源配置方案。以上分析步骤是在假定医疗资源有限、再分配必定有人受损的前提下福利分配的分析框架。林霍尔姆在库叶研究的基础上加入了健康的分配效应,提出了平等的质量调整寿命年概念,瓦格斯塔夫结合EQALYs和社会福利函数,确立了一个与健康相关的社会福利函数。卫生经济学家保罗·多兰和安艺土屋在此基础上,以生命质量调整年作为健康福利的代理变量给出了如下的线性非单调的HRSWF形式

$$W^{AT} = (H_i + H_j)^{\alpha} - c\left|H_i + H_j\right|^{\beta}, H_i, H_j > 0; \alpha > 0; \alpha/\beta \geqslant 1; c \geqslant 0$$

HRSWF是健康总量的增函数,也是健康差距的减函数,上面的公式体现了健康社会福利对公平和效率的共同关注,不平等厌恶系数c、β值越大,越说明这项社会政策对平等的关注大于效率。在上式中,根据边际产量递减规律,对穷人、健康水平较差的人进行健康投资的产出大于等量健康投资于富人和健康状况好的人群。因此,一个有利于穷人的健康保障措施不仅有利于公平,对于有限资源下的健康投资效率也有正向的收益。这与穆尼的观点相同,即医疗卫生领域中平等比效率更为重要。

综上,医疗保障制度在福利分配中可以通过以下两点实现有效且公平的资源配置:筹资上,向收入高的富人征收累进所得税,把富人的部分货币收入通过社会福利津贴转移给穷人,以实现收入的均等化,通过有效的收入转移支付实现纵向公平;社会福利的享用上,遵循横向公平原则,向低收入劳动者和丧失劳动能力者增加必要的货币补贴,提供失业补助和社会救济。需要注意的是,在有效资源下的医疗卫生领域的分配,我们无法满足所有个体的医疗需求达到完全的平等,因而应尽量消除那些不受个人控制因素的健康不等,而不是由不同个体选择引致的健康不平等。

(三)公共物品与公共政策的相关理论

公共产品指的是用于满足社会共同需要的、具有公共消费性质的所

有产品与服务的总称。公共产品与私人产品有三点明显的不同,即效用的不可分割性、受益的非排他性和消费的非竞争性。在这三个与私人产品形成鲜明对比的基本特性中,消费的非竞争性是公共产品的基本属性。同时满足公共产品三个特性的产品或服务称为纯公共产品,即那些面向全体社会成员共同提供且在消费或使用上不具有竞争性、受益上不具有排他性的产品和服务;与此对立,三个特性一个都不满足的产品或服务称为纯私人产品,即那些只向为其付款的个人或厂商提供的,且在消费上具有竞争性、不会带来外部效应的产品和服务。而介于纯公共产品和纯私人产品两者之间,既具有部分公共产品特性,又具有部分私人产品特性的产品和服务,则被称为准公共产品。

医疗服务正是介于纯公共产品与纯私人产品之间的准公共产品,而且它还是准公共产品中的优效产品,无论社会成员收入如何或是否购买,医疗服务都是一种应该消费或得到的产品。医疗服务作为一种优效产品,具有明显的拥挤性,当吸纳更多的消费者之后,人数过多甚至拥挤会明显降低现有消费者的收益。如果政府仅仅收取象征性的费用,甚至免费提供该优效产品,会不可避免地造成过度消费并进一步加剧拥挤现象,这一点在我国实行公费医疗和劳保医疗制度时期表现得尤为明显。

作为优效产品的医疗服务既需要政府支付部分成本加以补贴,同时又不能忽视个人付费,从而避免过度消费与加剧拥挤,这样才能保证医疗服务的有效供给。因此,设计医疗保障制度时,应该采取政府、企业、个人三方筹资的方式,要把握好三方负担的比例,既要保证医疗保障的可及性,又不能门槛太低。即使收入较低的人群,也不能完全免费地享受医疗保障服务,以避免消费拥挤和资源浪费,这是统筹城乡医疗保障乃至我国医疗保障体系整体改革过程中都不能改变的原则。

(四)制度经济学理论

制度是约束和规范个人行为的各种规则和约束,这些规则和约束是人为制定的。因此,在制度优化的过程中,人们可以充分发挥自己的能动性,去改变不合时宜的旧制度、制定和实施契合现实的新制度。制度经济学中,最为重要的内容莫过于制度的替代、转换与交易过程,即所谓的“制度变迁”理论。实质上,“制度变迁”是效率更高的制度对效率较低的制度替代的过程。制度变迁的主要类型有提高生产效率的制度变迁、重新分配收入的制度变迁和重新分配经济优势的制度变迁,教育、医疗保障等社会保障制度属于重新分配收入的制度变迁。

制度变迁一般会经历“制度均衡—非均衡—均衡”的演变过程。“制度均衡”指的是一种均衡状态,在现实中这种均衡表现为三种:第一种是在既定的制度安排下,各种要素资源所能够产生的所有潜在收入的全部增量已经得以获取;第二种是虽然潜在利润仍然存在,但改变现有制度安排的成本将超过潜在利润;第三种是必须对制度环境作某些改变才能实现收入的重新分配。当制度结构处于“制度均衡”状态时,现存的制度结构就处于一种帕累托最优状态,这意味着现存制度安排的任何改变都不可能给经济社会中的任何人或组织带来任何额外收入。

审视我国医疗保障体系发展的外部环境,自中华人民共和国成立初期建立医疗保障制度至今,已经发生了天翻地覆的变化,人员流动加速、社会群体分化、城乡发展失衡等一系列新情况不断涌现,外部制度环境极大的变动性和不确定性给整个医疗保障体系带来了强烈的冲击,现有的医疗保障制度结构处于非均衡状态,急需一场制度框架层面的重建与优化。具体来说,制度变迁的方式又有渐进式与激进式之分,从我国目前的经济社会发展态势以及医疗保障体系面临的问题来看,适宜采取一种相对平稳的渐进式变迁方式,这就要求制度变迁既不引起较大社会震荡,同时新旧制度之间也要较好衔接。

(五)社会公平理论

社会公平是一个涉及政治、经济、文化等诸多领域的概念,主要是指人们参与经济、社会活动从而获取经济收入和社会福利的权利上、机会上、规则上、分配上的公正、平等。社会公平理论的集大成者当推美国哲学家约翰·罗尔斯,在其代表作《正义论》中明确地指出,正义是社会制度的首要价值,正像真理是思想体系的首要价值一样。一种理论,无论它多么精致和简洁,只要它不真实,就必须加以拒绝或修正;同样,某些法律和制度,不管他们如何有效率和有条理,只要它们不正义,就必须加以改造或废除。罗尔斯将其公平正义理论归纳为两个基本原则，并界定了两个原则之间的优先次序以化解可能面临的冲突。第一个原则是每个人都拥有和其他人同样的平等的基本自由权利，可简称为平等自由原则；第二个原则是社会和经济的不平等被调解，使得人们有理由期待它们可以使每个人都能获利，并且它们所设置的职务和岗位对所有人开放，即经济平等原则。罗尔斯在这两个原则的基础上进一步指出，公平正义理论是一种关于社会的比较过程的理论，它重点研究当一个人和他人进行比较时，其对自己的待遇感到公正的程度。

以罗尔斯的正义论为代表的社会公平理论为政府如何合理安排复杂的政治、经济与社会制度提供了有效指导，并为现有制度的评价提供了可靠标准。一项社会制度，只有在制度设计与实施中保持其正义性，每位社会成员的切身利益才能得到公平对待，整个社会的正义水平才能得到保障。社会公平作为新公共行政理论的核心价值，突破了传统公共行政只注重经济和效率的原则，对政府行政起到了一定的积极影响。医疗卫生的公平是社会公平的一个重要方面和体现，更是医疗保障发展与改革中应当坚持的基本准则。

（六）统筹城乡发展理论

从发展历程上来看，西方统筹城乡发展理论大致可以归纳为城乡融合论、城乡一体论、城乡二元结构论以及区域城市论等几大主要理论。城乡融合论可以追溯到恩格斯的著作《共产主义原理》，在该书中他首次提出了“城乡融合”的重要概念，但这种融合主要还是从社会的阶级属性以及城乡居民的整体分布上考虑的，因而在今天看来借鉴意义不大，但这种理论创新与探索的精神为统筹城乡发展理论进一步丰富完善奠定了重要基础。在城乡融合论的基础上，城乡一体论摈弃了阶级属性的浓重色彩，将研究的侧重点放在城市与乡村在经济发展过程中的协调互补上，强调城市与乡村发挥各自优势、互为补充，从而形成良性的城乡协调发展关系。1954年，刘易斯在《劳动无限供给条件下的经济发展》一文中首次开创性地提出了城乡二元经济发展模型，并由此揭示了二元经济结构转换与农村剩余劳动力转移间的内在关系。之后，费景汉与拉尼斯在刘易斯二元经济发展模型基础上，对其进行了修正与扩展，他们对于农业与农村以及工农关系给予了更多的关注与解读。此外，还有学者提出了“区域城市”的设想，对于城市群的空间分布与总体布局提出了一些针对性的政策建议。

我国统筹城乡发展理论的相关研究起步较晚，直到2003年10月14日，在党的十六届三中全会通过的《中共中央关于完善社会主义市场经济体制若干问题的决定》中，胡锦涛同志才首次提出“五个统筹”重要思想，并把“统筹城乡发展”放在了“五个统筹”的首要位置。我国开始对城乡发展失衡问题进行深入思考，并把破除城乡二元经济社会结构、统筹城乡发展作为科学发展观的重要内容和主要目标。之后，统筹城乡发展的重要思想逐步丰富并日臻完善。

经济社会的迅速发展引发了医疗保障制度外部环境的剧烈变化，催促着城乡基本医疗保障制度的统筹不得不尽早推行。但是，统筹城乡基本医疗保障制度同时又是一项复杂、涉及面广、事关民生的重大工程与长远规划，因而必须要有丰富的相关理论作为指导，着眼大局，精心谋划。我国的医疗保障制度涉及医疗资源及政府补贴分配、社会的公平正义、政府在医疗卫生制度中的责任等各个方面的问题。表面上，医保制度改革取决于现实制度安排与政策实践，但实际上，也受到政策决策者相关基础理论与价值偏好的深刻影响。现阶段，在我国统筹城乡医疗保障制度改革的关键时期，认真分析和探讨这些相关的基础理论知识，对于确立科学的医疗保障理念和进一步推动城乡医疗保险制度的统筹都具有十分重要的意义。

通过以上对统筹城乡医疗保障制度基础理论的研究综述可知，城乡二元分立的医疗保障制度产生的问题和实施城乡医疗保障统筹的必要性已经拥有十分坚实的理论研究基础。在实践探索过程当中，应当以相关的理论研究为指导，对一些关键性问题，如资金筹集、管理体制改革、衔接路径等做出科学的分析并给出合理的建议，从而理顺统筹城乡医疗保障制度中的各种复杂关系，构建城乡一体化的医疗保障体系，使全体社会公民都能真正的享有公平、公正的基本医疗服务。

第二节 统筹城乡医疗保障制度概念的界定

关于统筹城乡医疗保障制度的含义，学术界有不同的认识和解读。王保真等认为，统筹医疗保障制度实质就是要打破并彻底改变城乡分割局面，建立新型城乡医疗保障关系，改善城乡医保制度功能结构，实现城乡医保资源的合理配置，协调城乡参保者利益，逐步消除城乡医保制度的二元结构，缩小城乡居民医保筹资与待遇水平的巨大差别。王禄生等认为，未来城乡统筹医疗保障体系发展的方向从理论上讲，就是消除城乡在医疗保障制度上的二元结构，消除正式就业人员和非正式就业人员之间的补偿差距和隔阂，实现真正的“全民医保”。与“医疗保障城乡统筹”提法相近的概念还有很多，在学者文献或政府文件中，常见的有“统筹城乡医疗保障体系”“医疗保障体系城乡一体化”“整合城乡医疗保障体系”“城乡衔接的医疗保障体系”等。例如，陈健生等认为，城乡基本医疗保障一体化的含义如下：第一，制度目标是逐步提高筹资水平和统筹层次，缩小保障水平差距，最终实现制度框架的基本统一；第二，制度构成包括制度一体化、管理一体化和组织一体化；第三，发展阶段是分阶段、有层次的，而且其发展过程是渐进的，不应为其设定最终完成的时间表。党敏恺对“城乡衔接的医疗保障体系”定义如下：在现有的职工医保、居民医保和新农合制度的基础上，扩大覆盖范围，把富裕地区的农村务工人员、失地农民、小城镇非就业人员及农民工非就业人员、进城务工人员、城镇自由择业和尚未参加城镇职工医保社会统筹账户和个人账户进行统筹，实现城乡居民基本医疗保障，特别是大病统筹的接轨。关于各概念含义的异同，刘永富认为，城乡统筹不是城乡统一，城乡生产力水平和各方面情况不同，城乡居民现阶段享有的保障项目和保障水平会有所区别，不可能是一个标准。马斌等认为，“统一”是我国社会保障事业的目标，而“统筹”是实现目标的策略和手段。刁孝华等也认为，“城乡统筹”和“城乡统一”不能简单等同，统一城乡需要达到的标准明显高于统筹城乡，统一城乡的医疗保障体系意味着城乡居民及职工未来缴费及待遇标准应当基本一致。

总体来看，尽管关于城乡医疗保障体系改革与发展的文献正逐渐增多，但对“统筹城乡医疗保障制度”“城乡统一的医疗保障制度”等概念的异同比较与厘定不多，模糊使用者比比皆是。根据《辞海》和《汉语大辞典》解释，“统一”为归于一致、合并为整体之意，强调各部分的相同与一致；“衔接”为事物首尾相连之意，强调各部分间的融会贯通；“整合”为事物的有机联系，从而形成有效率的整体之意，强调各部分结合的有机性和效率性；“统筹”为通盘考虑、协调兼顾之意，强调各部分之间发展的全面性、协调性。综上并结合学界对以上词语的使用，本书认为，以上诸词不同之处在于目标与手段的不同以及强调重点的不同。“城乡统一”侧重城乡医疗保障体系协调发展的远期目标，即实现城乡医疗保障制度的一体化；“统筹城乡”侧重将城镇居民的医疗保障制度与农村居民的新型合作医疗制度通盘考虑，通过一定的机制、路径和方法使不同制度逐渐靠拢，三个制度成为两个制度，两个制度再成为一个制度，是一个动态发展的过程；“整合城乡”重点在于理顺城乡医疗保障关系，合理配置医疗保障资源，如医疗保障信息网的共享、医疗保障管理机构的合并、医疗保障和医疗服务管理政策的协调等；“城乡衔接”则更多考虑不同医疗保障制度项目间的有序组合和应对参保人员流动的问题，如城乡居民医保关系的转移接续、农民工与城镇职工医保关系的转移接续、农民工与农民医保关系的转移接续问题等。

尽管对于城乡统筹的概念可以有多种理解，但其实这些概念之间并没有严格的区别和差异，只是强调的重点不同而已，在研究中，这些概念常常被混合使用。与它们之间的异质性相比，它们之间的同质性更明显。其相同之处在于共同致力于“人人更加公平地享有医疗保障体系”的基本目标。鉴于以上所述，“统筹城乡医疗保障制度”的含义最为宽泛，既指出了城乡医疗保障体系协调发展的目标，又包括了协调发展的手段、路径和步骤，能涵盖城乡医疗保障体系协调发展的所有内容，因此本书采用“统筹城乡医疗保障制度”概念。在本书使用该概念时，以“城乡统筹”为指导思想,以实现不同社会群体成员公平享受医保为目标,以承认地区发展差异和遵循“因地制宜”为原则,探讨城乡医疗保障制度整合的路径、不同制度之间衔接的机制以及不同制度逐步拉近直到并轨的方式方法,为开展这方面的研究和实践提供理论支持和技术手段。

第三节 统筹城乡医疗保障制度的意义

转型时期中国经济社会的快速变迁,新型社会保障制度的迅速发展,迫切需要城乡统筹医疗保障体系的建立。何平强调了当前统筹城乡医疗保障制度的背景:医疗保险三张网基本实现制度全覆盖;制度分割已不适应人员流动性需要;管理体制分割,管理服务能力不足制约制度发展;统筹层次过低,保障水平较差。于建华进一步指出,统筹城乡医疗保障制度是缩小城乡差距,实现社会公平的需要;是合理配置医疗资源、提高医疗卫生水平的现实需要;是促进城乡社会经济发展的重要举措。衣同晔等对统筹医疗保障制度的必要性亦作了较为详尽的阐述。衣同晔指出,构建城乡统筹、更为公平的医疗保障制度有利于保障基本人权、维护宪法尊严;有助于促进社会公平,完善市场经济体制;有助于改善民生,提高政府治理水平;有助于消除二元体制,促进城乡一体化发展;有助于推进国民经济又好又快发展;有助于现代化建设;有助于医药卫生体制改革的顺利进行;是新农合走出发展困境的根本出路。衣同晔等同时指出,医疗保障制度分割运行体制不利于医保管理资源的整合和有效利用;不利于医保基金安全和可持续发展;易引发部门利益之争、加大城乡医保制度间的矛盾;易加大医保政策复杂性;容易产生重复参保、漏保现象。何文炯则从新农合与居民医保制度的整合阐述了城乡居民医保制度整合的必要性。何文炯指出,制度整合符合社会和医疗保障体系的发展方向;有利于降低制度运行成本;有利于管理并实现医疗保障目标。

统筹城乡医疗保障制度意义重大,所需基本条件也已经成熟。盛钢等认为,工业化、城镇化进程的加快为推进城乡一体化医疗保障制度奠定了经济基础;坚持科学发展观、实施民生工程为推进城乡一体化医疗保障制度奠定了政治基础;各项医疗保险制度的探索和完善为推进城乡一体化医疗保障制度奠定了制度基础。基层服务平台建设和信息化网络建设为推进城乡一体化医疗保障制度奠定了管理基础。梁平等以重庆市为例分析了统筹城乡医疗保障的各项基础。梁平认为,稳步增长的国内生产总值,日益增强的政府财力,工业化、城镇化进程中的经济发展,不断增强的城乡居民可支付能力确保了统筹城乡医疗保障的经济基础。此外,医疗保障制度的全面覆盖,以及医疗保障各项制度的有效衔接确保了统筹城乡医疗保障的制度基础。杨小丽等也认为,我国现已初步具备统筹城乡发展的条件。杨小丽指出,首先,发展经济学提出了多种城乡统筹发展的理论,如二元经济发展理论、非平衡增长理论、结构转换理论、人力资本和地理二元结构理论等,这些理论为促进工业和农业、城市和农村协调发展提供了重要的理论依据;其次,以工促农、以城带乡、统筹城乡发展的新思路为我国实现统筹城乡发展奠定了坚实的政治基础;最后,经济快速迅猛的增长为我国统筹城乡医疗保障奠定了必要的经济基础。

总体来看,学术界大都认识到了二元医疗保障体制所造成的制度公平缺失(医疗保障参保、筹资、待遇等各项社会保障权的不同政策规定等)与效率损失(行政管理成本的增加、保险基金安全性的降低、重复参保和漏保造成的制度缺陷等),以及由此对社会经济发展的阻碍作用(限制了劳动力的自由流动、削弱了参保人员的就医选择权等),在此基础上就统筹城乡医疗保障制度的必要性达成共识。在统筹城乡医疗保障制度的可行性方面,学界认为以人为本的科学发展观确保了制度统筹的政治基础,快速发展且较为雄厚的经济水平奠定了制度统筹的经济基础,日渐完善的各项医疗保险与先行地区的成功经验为制度统筹提供了必要的制度保证。笔者认为,统筹城乡医疗保障制度是转型时期促进劳动力自由流动、方便参保人员异地就医、打破城乡二元界限的必然选择,是实现城乡享有公平的医疗保障权、促进医疗保障制度内在效率提高的理想选择,结合已经成熟的政治、经济与制度条件,实现医疗保障体系城乡统筹不仅是形势所迫,更是现实所需。

第二章 城乡医疗保障制度统筹发展的研究背景

第一节 城乡医疗保障制度统筹发展的社会背景

改革开放以来，我国经济高速增长，社会快速变迁，民生和社会保障事业取得突出成就。但是，伴随着经济社会发展的巨大成就，城乡二元结构造成的深层次矛盾也日益显现。随着科学发展观的确立与和谐社会的建设，统筹城乡发展成为我国经济社会发展的重要战略。

一、统筹城乡经济社会发展战略的提出

党的十一届三中全会的召开，拉开了中国改革开放的序幕，开启了建设有中国特色的社会主义伟大事业的宏伟篇章。多年来，在中国共产党的领导下，在改革开放力量的强大推动下，昔日的中国发生了翻天覆地的历史巨变，国家各项事业都取得了举世瞩目的伟大成就。党和国家坚持以经济建设为中心，锐意推进经济体制改革，使我国成功实现了从高度集中的计划经济体制到充满活力的社会主义市场经济体制的伟大历史转折。建立了以家庭联产承包经营为基础、统分结合的农村双层经营体制，形成了以公有制为主体、多种所有制经济共同发展的基本经济制度；形成以按劳分配为主体、多种分配方式并存的分配制度；形成在国家宏观调控下市场对资源配置发挥基础性作用的经济管理制度。经济体制的转变使我国综合国力得到了巨大提升。

在对中国特色社会主义经济建设道路的不断探索中，党的执政理念和国家的发展战略也在与时俱进。科学发展观已经成为国家发展的指导思想，构建社会主义和谐社会已经成为国家既定的社会发展目标，立党为公、执政为民、以人为本已经成为党和政府施政的核心理念，公平、

正义、共享已经成为新时期的主流价值取向。因此，在高度重视通过提高效率来增强社会活力、促进经济发展的同时，党和国家也高度重视在经济发展的基础上通过实现社会公平来促进社会和谐，以解决人民最关心、最直接、最现实的利益问题为重点，着力改善民生，加快发展社会事业。改革开放以来，人民生活水平大幅度提高，总体上达到小康水平。党和政府大力发展社会事业，社会的和谐稳定得到巩固和发展。城乡免费九年义务教育全面实现，中等职业学校农村家庭经济困难学生和涉农专业学生免学费政策开始实施。就业规模持续扩大，全社会创业活力明显增强。社会保障制度建设加快推进，覆盖城乡居民的社会保障体系初步形成。农村养老保险制度开始试点，各类保障性住房投入不断加大。公共卫生服务体系和基本医疗服务体系不断健全，新农合制度覆盖全国。

尽管改革开放极大地促进了生产力的解放和发展，极大地提高了人民的生活水平，但是城乡二元结构造成的深层次矛盾日益突出。农村经济体制尚不完善，农业生产经营组织化程度低，农产品市场体系、农业社会化服务体系、国家农业支持保护体系不健全；农业基础需要加强，同时需要提升农民收入。这些问题已经引起党和国家的高度重视，党中央领导人在科学发展观中提出了“五个统筹”的发展理念，即统筹城乡发展、统筹区域发展、统筹经济社会发展、统筹人与自然和谐发展、统筹国内发展和对外开放。其中，“统筹城乡发展”居于首位。党的十七大提出“要统筹城乡发展，推进社会主义新农村建设”“要加强农业基础地位，走中国特色农业现代化道路，建立以工促农、以城带乡长效机制，形成城乡经济社会发展一体化新格局”。党的十七届三中全会通过了《中共中央关于推进农村改革发展若干重大问题的决定》，再次指出，必须统筹城乡经济社会发展，始终把着力构建新型工农、城乡关系作为加快推进现代化的重大战略。统筹工业化、城镇化、农业现代化建设，加快建立健全以工促农、以城带乡长效机制，调整国民收入分配格局，巩固和完善强农惠农政策，把国家基础设施建设和社会事业发展重点放在农村，推进城乡基本公共服务均等化，实现城乡、区域协调发展，使广大农民平等参与现代化进程、共享改革发展成果。党的二十大报告提出，健全覆盖全民、统筹城乡、公平统一、安全规范、可持续的多层次社会保障体系。

二、统筹城乡经济社会发展需要城乡居民医疗保障制度的整合与发展

统筹城乡发展包括统筹城乡经济发展和统筹城乡社会发展，统筹城乡社会发展包含统筹城乡医疗卫生事业和统筹城乡社会保障事业发展。作为统筹城乡经济社会发展的一项重要内容，城乡医疗保障制度的统筹发展既属于城乡医疗卫生范畴，也属于城乡社会保障范畴。因此，统筹城乡经济社会发展的重要内容就是城乡医疗保障制度的整合与发展。城乡一体化的医疗保障制度的建设，关系着农村医疗资源和卫生服务的改善，以及约5.56亿农民身体素质和健康水平的提高。因此，各级政府对城乡医疗保障制度的统筹问题都给予高度重视。做好新农合、农村医疗救助、居民医保、职工医保制度的政策衔接。这两个文件释放出同样的信号，即不断缩小各项医疗保险制度间差距，做好衔接工作，为将来的制度整合做准备。在中央政府尚未在全国范围内部署城乡医疗保障统筹发展政策的情况下，少数地区已经在城乡医疗保障一体化的道路上走在了前列，它们根据当地的具体情况，探索出适合本地经济社会发展的城乡统筹的医疗保障制度。这些地区的经验为在全国范围内实现医疗保障制度的城乡统筹起到了引领和示范的作用。

第二节 城乡医疗保障制度统筹发展的必要性和可行性

一、城乡医疗保障制度统筹发展的必要性

作为统筹城乡经济社会发展的一项重要内容，城乡医疗保障制度的整合关系着城乡居民享受医疗保障和健康服务的公平性和可及性，有利于实现城乡基本公共服务均等化和健康平等。

（一）二元结构下医疗卫生服务的城乡失衡要求医疗保障制度的整合与发展

城乡二元结构指维持城市现代工业和农村传统农业的二元经济形态，以及城市社会和农村社会相互分割的二元社会形态的一系列制度安排所形成的制度结构，包括城乡二元经济结构和城乡二元社会结构。城乡二元结构是发展中国家在经济增长和社会发展的现代化进程中普遍遇到的问题。由于二元经济社会结构的嵌入，城乡土地制度、户籍制度、劳动力流动政策、社会保障制度、金融体制和管理体制等制度和政策存在着二元分割的逻辑惯性和制度依赖，不利于经济增长和社会发展。特别是城乡医疗卫生服务在公平性、可及性和费用负担方面呈现出二元失衡现象。医疗服务利用的最终效果是用人群健康状况来衡量的，而衡量人群健康状况时，由于健康测量有难度，一般使用人均期望寿命和患病率等指标评价。由于部分农村居民医疗服务利用率普遍较低，而且保障程度偏低，使得部分农村居民“小病抗，大病拖”。因此，为了促进城乡居民的健康平等，更好地保障农村居民的健康问题，需要整合城乡医疗保障制度，使得城乡居民享有公平的医疗保障。

（二）城乡基本公共服务均等化和健康平等需要城乡医疗保障的整合与发展

政府要为社会公众提供基本的、在不同阶段具有不同标准的、最终大致均等的公共物品和公共服务，这是公共财政的基本目标之一。当前，我国依然存在基本公共服务的非均等化问题，并由此使地区之间、城乡之间、不同群体之间在基础教育、公共医疗、社会保障等基本公共服务方面的差距逐步拉大，并已成为社会公平、公正的焦点问题之一。实行公共服务均等化在当前具有非同寻常的重大意义，有助于公平分配，实现公平和效率的统一，是缩小城乡差距和贫富差距以及地区间不均衡发展的重要途径。另外，当今世界面临的健康结果和卫生保健机会的不公平程度远远超过了40多年前。世界卫生组织认为，每个人，不论男女、老幼、贫富，都有权获得公平、可支付且高效的卫生保健。因此，促进健康平等不仅是公共卫生和医疗保障的重要原则，而且是社会公平、正义、共享的应用之义。总之,实现城乡基本公共服务均等化和健康平等也需要城乡医疗保障制度的整合与发展。

(三)当前我国城乡居民医疗保障制度分割的负面效应需要城乡居民医疗保障制度的整合与发展

目前我国的基本医疗保障制度是多元分割运行的体制,存在户籍标准(城市与农村)、就业标准(劳动者与居民)、行业部门标准(公职人员与普通劳动者)等,在制度分割上表现为职工医保、居民医保和新农合分立运行,在基金分割上主要表现为区县统筹,风险分摊范围有限。城乡医疗保障制度的多元分割与碎片化现象,固化了城乡二元结构和社会阶层结构,既不利于实现人员流动和社会融合,又不利于通过社会互济来分散风险、保持医疗保险基金财务的稳健性和可持续性,从而直接损害制度运行的效率。同时,城乡医疗保障制度分割运行体制不利于医保管理资源的整合和有效利用,易引发部门利益之争,加大医保政策复杂性,容易产生重复参保、漏保现象。

基于城乡二元医疗保障体制所造成的制度公平缺失(医疗保障参保、筹资、待遇等各项社会保障权的不同政策规定)与效率损失(行政管理成本的增加、保险基金安全性的降低、重复参保和漏保造成的制度缺陷等),以及由此对社会经济发展的阻碍作用(限制了劳动力的自由流动、削弱了参保人员的就医选择权等),有必要对城乡居民医疗保障制度进行统筹整合。统筹城乡居民医疗保障制度是合理配置城乡医疗资源、提高城乡医疗卫生服务水平的现实需要,有利于缩小城乡差距,促进城乡经济社会均衡发展,有利于保障基本人权,促进社会公平,改善民生。

二、城乡医疗保障制度统筹发展的可行性

从城乡居民医疗保障制度统筹发展的可行性来看,以工促农、以城带乡、统筹城乡发展的思路,以及坚持科学发展观和实施民生工程,为推进城乡居民医疗保障制度的整合发展奠定了坚实的政治基础。工业化、城镇化进程的加快,日益增强的政府财力和城乡居民可支付能力,为推进城乡居民医疗保障制度的整合发展奠定了经济基础。各项医疗保障

制度的探索完善和有效衔接，基层服务平台建设和信息化网络建设，为推进城乡居民医疗保障制度的整合发展奠定了制度基础。社会民众对于公平医保和平等享受健康保障的诉求，为推进城乡居民医疗保障制度的整合发展奠定了社会基础。

（一）政治可行性

国内外医疗保险制度发展经验和医疗保障制度理论分析表明，医疗保障制度建设高度依赖政府在制度建构、财政资助和管理监督方面的作为。国家领导人或高层管理者意识到医保制度统筹发展的重要性，愿意做出承诺并承担责任，将此问题纳入政府议事日程和目标管理范畴是整合城乡医保制度建设发展所需的必要条件。从目前国内的情况看，医疗保障制度的整合已经具备政治可行性。首先，近些年来我国政府的执政理念和发展策略已经发生明显变化，高度重视并密切关注民生问题。只有着力保障和改善民生，经济发展才有持久的动力，社会进步才有牢固的基础，国家才能长治久安。其次，全民医保的目标已经纳入远景规划，卫生公平和公益性日益受到重视。最后，城乡医疗保障制度统筹建设的方向已经明确，局部试点已经开始，并取得一定成效。

（二）经济可行性

经济可行性是指城乡居民个人（家庭）和各级政府财政是否有能力承担城乡居民医疗保障待遇均等化所需资金。

由于居民医保和新农合作都采取定额缴费的方式，并且财政补助承担缴费的大部分责任，因此现阶段的经济可行性主要取决于各级政府的财政能力。经济发达地区最早具备整合所需要的经济实力。原因如下：第一，经济发达带来财政充盈，财政对医疗保障的补贴能力增加；第二，在经济发达地区，由于城市化的推动，越来越多的农村居民转变为城镇居民或城镇职工，参加职工医保的比例不断增加，从而使需要财政补贴的人数减少；第三，经济发达地区的城乡居民收入普遍较高，有较高的缴费能力和缴费意愿，能够减轻财政筹资压力。目前，在我国东南沿海地区，城市化、工业化发展迅猛，经济发展飞速增长，已经具备制度整合条件。

（三）制度可行性

制度可行性不仅要考虑具体的制度设计问题，也要考虑城乡医疗保障制度统筹后的运行条件。首先，居民医保和新农合具有很强的相似性，例如，两个制度的保障对象都是非正规就业或无业的居民；筹资机制都是个人缴费结合政府补贴，并且是定额缴费，与居民收入水平不挂钩。居民医保和新农合在参保人群及筹资方式上的相似性，使得两者的制度整合较为容易，参保群体也易于理解和接受。其次，关于城乡一体化的医疗保障制度建设，国内已经积累了不少案例和成功经验，在城乡居民基本医疗保障制度框架设计、实现路径、管理体制、经办人员、信息平台和技术支持等方面都已经初步具备了整合发展的条件。最后，新农合制度的多年运行，使农村卫生服务体系逐步健全，农村卫生资源拥有量大大提高，卫生服务提供能力得到很大改善。同时，新农村建设大力发展了农村交通，对于农村居民来说，城市优质医疗资源的可及性大大增强。

此外，城乡医疗保障统筹发展还顺应了医疗保障制度的未来发展，主要表现在以下几个方面。

1.制度统筹发展有利于覆盖所有城乡居民，避免重复参保现象

目前在对医疗保险参保人数的统计过程中，重复统计现象非常严重。在统计数据中，单看居民医保的参保率和新农合的参保率，数值都很高，但若将二者合起来，则参保率要大幅度下降。将居民医保和新农合进行整合后，参保率的基数为非正规部门就业的城乡所有居民，这样能够清晰准确地了解城乡居民的参保情况，有利于决策部门合理进行决策。这也规避了通过重复参保套取医疗费用二次报销的行为，有利于医疗资源更好地配置。

2.制度统筹发展能更好地实现城乡医疗保障的公平性

无论是城市居民还是农村居民，作为中华人民共和国的公民都应享有平等的社会保障权利。然而，由于城乡二元经济社会结构以及其他各种因素的影响，我国医疗保障制度在城乡居民中存在二元分立态势。除了少数地区实现了城乡医疗保障制度的整合外，绝大部分地区的居民医

保和新农合在缴费水平、财政补贴以及待遇水平上都存在显著差异。

与医疗保障制度差异并存的另外一个事实是居民医保和新农合具有很强的相似性。首先,两个制度的保障对象都是无业或非正规就业的居民。其次,两个制度的筹资机制都是个人缴费结合财政补贴,并且是定额缴费,与居民收入水平不挂钩。参保群体的就业属性相似,而缴费水平、财政补贴和待遇水平不同,这就引起两大群体医疗保障受益权的不平等。具体而言,农村居民自身缴费较少,享受的财政补贴较高,但是医疗保障待遇较低;城镇居民的医疗保障待遇略高,但是自身缴费较多,享受的财政补贴较少。这种矛盾最终导致的结果就是城镇居民和农村居民对各自医疗保障制度的满意度都不高,而将两个制度统筹衔接可以消除制度间的不公平。

3.制度统筹发展能更好地实现城乡医疗保障的效率性

(1)提高经办效率

按照现行的政策规定,居民医保由国家人力资源和社会保障部(以下简称人社部)负责经办管理,新农合由国家医疗保障局(以下简称医保局)负责经办管理。这种分割管理的局面会影响经办管理能力的有效提高。第一,两个部门是不同的利益主体,有不同的利益诉求,即人社部掌管医保基金的筹集和发放,而医保局掌管医疗服务供给,也就是医保基金的使用。因此在管理中,难免出现矛盾和冲突。这种分割管理格局不利于医疗保障体系的统筹考虑与协调推进。第二,居民医保的运作基本上是依赖职工医保的平台,职工医保制度已经实施十余年,其运作管理比较成熟,平台建设也比较完善,因此居民医保的实施运作效率较高。而新农合是另外设立了经办机构,增加了制度管理及运行的成本。第三,各地的新型农村合作医疗办公室(中心)是实施管理机构,其职能之一就是对定点医疗机构的行为进行约束。但是,这一机构的负责人常由主管卫生部门的领导兼任,该机构并不是一个独立的事业单位。同时,新农合定点医疗机构的人、财、物基本由卫生部门管理。在这样一种关系下,新型农村合作医疗管理办公室(中心)难以对定点医院的行为进行有效监管。

(2)降低基金风险

医疗保险基金的安全、平稳运营要求有足够大的风险池,即参保人口要足够多,以保证医疗保险基金具备较强的风险抵御能力。除了少数城镇化水平非常高的地区,我国大部分统筹地区内居民医保的参保人数普遍较少,远远少于职工医保和新农合的参保人数。为了保障医疗保险基金的稳定运行,提高医疗保险基金的抗风险能力,有必要先将居民医保和新农合进行并轨,待时机成熟时再与职工医保进行整合,以扩大参保人数和基金规模。

总之,居民医保与新农合的统筹发展有利于覆盖所有城乡居民,实现城乡医疗保障制度的公平性与效率性。首先,从筹资水平来看,居民医保与新农合更为接近,两者初步的整合符合优先次序原则。其次,从基金管理上来看,新农合为县级统筹,而居民医保一般为地市级统筹,初步的整合可以提高新农合的统筹层次,从而大大提高风险分担的效率。再次,实现居民医保与新农合的整合有利于缩小其在整体上与职工医保的差距,从而为医疗保障进一步的整合减少障碍。最后,随着户籍制度的改变,城乡居民的身份区别也将不复存在,首先完成居民医保和新农合的整合也适应了户籍制度改变的要求。因此,城乡医疗保障制度的整合对于实现医疗保障的公平性和效率性等方面具有重要的意义。

(四)社会可行性

社会可行性是指社会舆论和一般民众对医疗保障制度的支持和认可程度。由于二元经济社会结构的嵌入,城乡土地制度、户籍制度、劳动力流动政策、社会保障制度、金融体制和管理体制等制度和政策存在着二元分割的逻辑惯性和制度依赖,不利于经济增长和社会发展。因此,客观上农村居民具有提高自身医疗服务与医疗保障水平的要求和期盼。

居民医保险和新农合制度的整合,一方面,在统筹城乡医疗保障制度的道路上迈出了第一步,赋予城镇居民和农村居民同等的参保权利;另一方面,可以提高现有农村居民的医疗保险待遇,极大地改善农村居民的医疗卫生条件和身体健康状况。从调查来看,无论是城镇居民群体还是农村居民群体,甚至包括城镇职工群体,绝大部分的人都表示同意并认可这两项制度的合并,社会可行性已具备。总之,以人为本的科学发展观确保了制度整合的政治基础,快速发展且较为雄厚的经济水平奠定了制度整合的经济基础,日渐完善的各项医疗保险与先行地区的成功经验为制度整合提供了必要的制度保证。城乡居民医疗保障制度的统筹发展,是转型时期促进劳动力自由流动、方便参保人员异地就医、打破城乡二元界限的必然选择,是实现城乡居民享有公平的医疗保障权、促进医疗保障制度内在效率提高的理想选择,结合已经成熟的政治、经济、制度与社会条件,城乡居民医疗保障制度的整合不仅是形势所迫,更是现实所需。

第三章 城乡医疗保障制度统筹发展的研究综述

第一节 国内研究综述

一、关于统筹城乡基本医疗保障制度必要性的相关研究

对于统筹城乡基本医疗保障制度的必要性，目前学术界基本上已形成共识，主要从二元医疗保障制度的缺陷、社会公平和效率、经济社会可持续发展等方面对其必要性进行了论述。

仇雨临、翟绍果分析了城乡居民医疗保障体系的二元三维态势后指出，伴随城乡收入差距的扩大，城乡医疗卫生服务在公平性、可及性和费用负担方面存在差异，城乡居民医疗保障表现出二元失衡现象。同时，他们分析了我国城乡医疗保障体系三维分立态势，存在着职工医保、居民医保和新农合三大分立运行的体系，三种体系导致了政策不一、待遇悬殊、体制不顺，缺乏总体规划和公平机制，严重阻碍了我国城乡一体化的进程。郑功成强调，公平、正义、共享是社会保障制度的核心价值理念，将覆盖全民的医疗保障制度摆到整个社会保障价值体系建设的优先位置，提出了从多元医疗保障到统一的国民健康保险的“三步走”战略思想。杨松涛对我国统筹城乡社会保障制度做出了必要性分析，认为社会保障二元直接带来了农村社会保障制度建设和经济发展的滞后，间接导致了城乡收入差距的扩大。他同时指出，非农产业群体的社会保障问题突出，主要是指进城务工人员在社会保障方面没有正规保障制度，养老、医疗等保障得不到满足，这是由于城乡二元保障制度的区域封闭性和排他性固化了非农产业群体的社会地位、就业、经济收入和福利待遇等方面与城市居民的差距，致使该群体成为社会不稳定的因素之一。他又指

出了实现城乡统筹的历史必要性，即改革开放后我国经济以每年9%的速度增长，近40多年，GDP翻了好几番，统筹城乡社会保障制度的条件已经成熟。从城乡经济和社会发展一体化的要求，维护社会公平、缓解社会矛盾方面对实现城乡统筹做出了必要性分析。首先，朱俊生从罗尔斯的正义论以及阿玛蒂亚·森关于社会公正的理论出发，认为必须用正义原则来规范社会保障制度，无论是城市还是农村，都应选择一体化的社会保障制度。其次，根据平等自由绝对优先原则，社会保障是每一个公民的基本权利，必须无条件满足。最后，根据差别原则，应补偿“最少受惠者”的农民。张再胜通过对发达国家医疗保障制度城乡统筹经验的分析，指出我国医疗保障制度城乡统筹的必要性，认为城乡统筹医疗保障是促进城乡一体化，实现社会公平的需要，是实现社会稳定和社会和谐的需要，是国民经济又好又快发展的需要。

二、关于统筹城乡基本医疗保障制度可行性的研究

鲁全认为，当前我国城乡社会保障存在农村地区社会保障制度缺失、农村与城市社会保障制度的非衔接性等问题。我们应该坚持反哺是建设城乡统筹社保制度的基本策略，项目统筹是城乡统筹社保制度的核心和明确政府责任是城乡统筹社保制度的关键这一基本思路，尽快建立农村最低生活保障制度，推动城乡统一社会救助制度的建立。为农村居民建立非缴费型的年金制度，建立流动人口与城镇职工养老保险的衔接机制。分别完善城镇职工（居民）医疗保险制度和农村新型合作医疗制度，加快农村地区医疗服务体系建设。根据农村居民的实际需求，建立和完善其他相关福利保障制度，实现城乡统筹的社会保障制度，维护社会稳定，促进社会和谐。夏芹认为，国家政策的扶持对建立城乡统筹的医疗保障制度具有重要推动力，新医改方案指出要坚持以人为本，把维护人民健康权益放在第一位。坚持医药卫生事业为人民健康服务的宗旨，以保障人民健康为中心，以人人享受基本医疗卫生服务为根本出发点和落脚点，从改革方案设计、基本医疗卫生制度建立到卫生服务体系建设都要遵循公益性的原则，把基本医疗卫生制度作为公共产品向全民提供。他同时指出，要保证公共卫生服务均等化，实际上这也从政治层

面上提供了建立全民基本医疗保险的环境。王国军详细分析了“厦门模式”和中国人寿参与新型合作医疗的模式，总结了两种模式的经验，提高了在其他地区实行城乡医疗统筹的可行性。

三、在统筹模式和方向方面的相关研究

孙祁祥、朱俊生在研究实现模式中，提出形成“三支柱”的医疗保障制度框架，同步推进覆盖范围扩大、制度改革深化的医保制度。其中，“三支柱”是指公共医疗保险、社会医疗救助和商业健康保险。这三部分包含了整合公共医疗保险与社会医疗救助、整合城镇医疗保险制度与农村医疗保险制度这两种整合模式。基于福利效应的视角，顾海、李佳佳在研究比较了代表地区医保基金的筹资和补偿标准、分类数和制度形式以及整合情况后，对整合城乡医保提出了新模式，即“全统一”的基金并网管理模式、“二元分层基金统一”的新农合与居民医保整合的模式、“二元分层基金分设”的三项制度独立运行的模式，并提出各地应因地制宜、渐进式地结合地方财政水平、参保人缴费能力等探索出适合自己的城乡统筹模式。

基于公平的视角，申曙光、彭浩然认为，我国全面医保实现的发展方向是“一元制”，但现行的模式，即“二元制”和“一元制”仍存在不公平的因素，例如，在参保人员的需求、筹资、保障水平以及卫生服务利用方面仍存在不公平的因素。但不能通过一刀切的方式解决制度间的不平等，各地在制度公平的真正实现上以及全民医保真正意义的实现上，应因地制宜，对现行制度加以整合，使医保筹资和费用负担机制更加完善。申曙光、侯小娟提出，人人都享有充分的基本医疗保障是我国整合社会医疗保险制度的总体目标。在总体目标上又可分解成以下具体目标：保障水平的适度均等化以及覆盖范围的普惠化；省级范围内的统筹要在较长的时期内一直进行；可持续性地保持制度运行的时效；底线公平的责任要由政府来承担；统一化和信息化地实现医保制度的管理和经办服务。胡晓义认为，我国如今是从无到有的医保制度，从分到联则是今后工作的重点，要打破参保人员的身份限制、地域限制，要着力研究如何衔接三项医保制度，如何顺利接续与转移医保关系，三项制度要形成统一的基

本医疗保险制度应该如何逐步地整合,费率档次不同的划分以及不同档次的医疗保险如何由参保人员选择等问题,这些都是今后研究的重点。仇雨临、翟绍果认为,要解决二元失衡、三维分立状态的城乡医疗保险,最重要的途径是实现整合与统筹发展的城乡医保制度,这对城乡居民卫生服务的提高有着重要的意义,并且,应分方向地对城乡医保制度进行整合,要有步骤地进行去同存异,国民健康保险制度要以城乡居民健康受益的实现为导向。

四、在整合路径方面的相关研究

王东进提出,分阶段、分步骤地实现城乡医疗保障体系全覆盖是一项复杂的工程。第一阶段要建立起职工医保、居民医保、新农合以及城乡医疗救助这四项医保制度的框架;第二阶段要对制度障碍如何在四大医保制度中消除,有效衔接如何在四大医保制度中实现进行探索;第三阶段要基本完善城乡基本医疗保证体系的覆盖。于建华的“三步走”路线也为城乡医保制度的统筹提出了建议。王根贤设计出了“两步走”的基本医疗保障模式。第一步的模式是城乡复式全民社会医疗保障,组成城镇全民社会医保模式和农村全民医保模式。第二步的模式是全民医疗保障城乡统一,即合二为一的城镇全民社保模式和农村全民社保模式,享受社会医疗保障服务的标准,要实现所有社会成员的均等。习孝华、谭湘渝指出,总体上要经历四个阶段才能实现建立我国城乡医保体系的统筹:第一步是解决困难群体应保尽保问题以及制度的有无问题;第二步是在公平性的基础上对已构建的制度进行优化,切实地解决待遇不均的城乡居民医保问题;第三步是打破制度壁垒,在职工医保制度中融入一些“打补丁”的制度,这些医保制度对象包括农民工、灵活就业人员以及新农合对象,要逐渐由统筹城乡过渡到整合城乡;第四步是全民医保制度的完善建立可适应城乡医保一体化,从而实现统一的制度。

郑功成提出并明确了三阶段的目标与任务:第一阶段要实现全民覆盖的多元医疗保障制度,同时也要积极引导与推动居民医疗保险的并轨,这种并轨即居民医保与新农合的并轨,形成后的城乡居民医保要与职工医保并驾齐驱;第二阶段要积极地推动职工医保与居民医保的整合,同时要建立国民医疗保险制度的区域型一元化,要基本实现制度整合区域范围内的公平待遇;第三阶段要建成国民健康保险制度的全国统一,要使全体国民充分享有健康保障。不同于上述学者,另一学者对不同时序阶段进行了细化,但大体上来看医改的总体目标仍一致。例如,刘继同将医保的构建时序分为四个阶段:第一阶段要初步建立城乡居民的医保制度全覆盖;第二阶段要扩大医保制度覆盖的范围,要较完善地建立起医疗保险制度;第三阶段要初步实现全民医保制度的城乡统筹;第四阶段是建立和完善全民医疗保险与福利制度的框架。

五、在整合的重点和实践方面的相关研究

学术界对于整合城乡医保制度的重点问题、关键措施以及重要意义也进行了探讨。

赵曼提出解决衔接三险政策、衔接网络资源、衔接经办职能、衔接与定位政府各机关行政部门职能以及衔接在医院运行中的三险政策这五项衔接问题,是"三险合一"实现的前提。郑功成认为,要多档次地建立缴费和待遇的标准过渡、要理顺管理经办机制、要提高统筹层次、要提升保障水平,支付和购买的手段也要建立多重的方式,要确定形成稳定的财政补贴机制以及筹资机制,这些要作为整合城乡医保制度的关键措施。刘静从以下四个方面对整合城乡医保制度的重要性和必要性进行了分析:投入医疗卫生服务的力度、医疗服务可及性、健康水平上的城乡差距、卫生服务在城乡的发展趋势。她认为国民经济稳定持续的内需驱动战略转向的重要条件和必要手段是统筹城乡医疗保险,这也是民生改善以及国家发展的基本目标。熊先军、孟伟认为,要长期健康地发展我国的基本医保制度、经济社会,那么整合城乡医保对其有重要促进意义,这也是社会保障对社会公平正义的需要的体现。同时,医保城乡统筹的政治、思想、经济、制度、管理服务以及群众基础已经具备,这些也都对统筹城乡医保的可行性进行了充分的诠释。与此同时,他们还指出了城乡医疗保险制度六个方面的主要问题,即采用何种管理体制如何界定各类基本参保人员的范围,缴费制度与政府补助政策采用何种标准,如何确定医疗卫生服务的保障范围,支付政策如何制定,服务问题以及经办管

理问题。

假如我们能够运用来自先前见闻的全部知识,把同样的事件重新经历一番,情况就会不相同了。在各地统筹发展城乡医疗保险制度的模式的探索实践中,整合制度、创新机制以及具体实施日益增多,因此也应该多借鉴各地有益的经验。王俊华对比研究了昆山、镇江两地的城乡基本医保制度,对二者医保制度衔接的实践和模式经验进行了总结和研究,提出在整合城乡医保制度、实现均衡发展的医保制度中,政府起到了主导作用,横向统筹不同于医疗保险,统筹层次逐步提高,直到全国统筹的实现,城乡统筹一体化要在管理体制、技术操作层面得以实现。翟绍果、仇雨临对西安进行了实地调研,在此基础上,对西安市三项医保制度等方面实践上的政策衔接、经办管理以及统筹层次的提高等一系列问题进行了经验总结,提出切入点是偿付机制,要建立偿付平台,使人群利益得以诉求,在统筹路径上要构建医保受益平衡机制的平等路径。

章合运的研究视野是成都的城乡一体化社会保险,他对衔接城乡医保制度进行了必要性与可行性的分析,对成都市城乡医保一体化推进的经验进行了总结,即成都实现了医保制度城乡市级统筹、设档的分类、结算全域的推进。钱正荣在对珠海市进行的研究中,结合珠海市市情建立起的医改路径是多层次、覆盖广、城乡统筹的,不仅对珠海市全民医保目标实现的过程进行了分析,还对有参照价值的经验进行了总结,而且也对珠海市在建立以自愿性为原则的医保改革时所存在的体制性、操作性障碍进行了分析。刘天然、蒋承在对中山市医保体系的分析中,既肯定了其建立起的统一的、多层次的、全民覆盖的医保体系,又肯定了中山市对医保资金的管理以及其筹集资金和结算医保方式的科学性和有效性。殷俊、陈天红将武汉市蔡甸区作为案例,对其新农合方案进行分析,居民医保和新农合不仅在制度的模式上、统筹的层次上存在差异,还在对象的覆盖上、资金的来源上和待遇水平上存在一定的差异,在此研究基础上,探索出有效衔接居民医保和新农合对医疗资源的整合制度,与此配套实行了机构管理、统筹层次、网络信息建设的改革。学界除了对昆山、镇江、西安、珠海等地区进行实践研究外,还对重庆、广东、潍坊、广西等地区进行了实践研究。科学性与操作性的实践研究对统筹城乡医保制度的意义在学术界也愈受关注,其实证支持和参考样本都对本书有所助益,不仅增强了本书的价值,也增强了其可行性。

六、在整合的统筹层次和制度衔接方面的相关研究

许多学者认为,当前停留在县级水平的统筹层次有待提高。王虎峰提出了单纯统收统支的模式来提高统筹层次,以及通过风险管理与评估进行统收统支的模式来提高统筹层次。这两种模式的提出,是基于历史的角度,分析了实行医保制度的其他国家和地区,并且归纳和总结了其医保统筹层次的经验及规律。他针对每一种模式的典型国家都对其医保经验进行了分析。分析其运行机理,同时再结合我国国情,得出基于风险管理与评估进行统收统支的模式,是适合当前我国医保统筹层次提高的模式。刘军强认为,当前我国过低的医保统筹层次,既不利于分担风险,也不利于平稳安全地运作基金,并且制定政策者需要对现有的医保制度进行整合与协调,使基金监督机制得以有效、独立地建立。李尧远、席恒在《社会保险法》中提出,省级统筹是医保基金统筹的目标层次,它的实现有两条路径,即逐级统筹和跨市统筹。在基金规模未达到一定水平、统筹压力不明显的条件下,部分地区允许实行逐级统筹,医保基金要待条件成熟后才能实现省级统筹,先实现跨市统筹,从而实现跨省统筹。

刘君、赵同松认为,给予参加居民医保和新农合的人员统一的城乡财政补助是衔接制度所必需的,财政补助资金等配套措施的完善,增强了开放性、兼容性、互通性的医保制度,对网络平台进行资源整合,使信息资源在这三项制度中实现共享。李亚青、申曙光认为,分割的人群、地区、管理是三项制度在我国目前衔接所面临的主要障碍,另外,还有较大差异的保障范围和待遇水平。邓微、朱雄居在实地调研了湖南整合城乡居民医保制度后,对湖南省提出三项设想,以在制度上对接起整合了的城乡居民医保制度:第一项,在基本制度不变的前提下对管理部门的统一进行确定,在整合管理资源以及经办服务一体化后,也要渐进式地推进制度融合;第二项,在渐进式融合的基础上,居民的参保档次可根据个

人及家庭的经济条件自由选择，采取“一制多档”的个人缴费制度；第三项，制度融合要一次到位，在一体化实现的同时，要实现政府的财政投入与个人筹资标准、医疗费用补偿标准相一致的城乡医疗保险制度。

七、在整合过程中政府的责任和管理体制方面的相关研究

谢家智认为，制度供给、财政支持、监督实施、风险兜底这些责任范围是政府在城乡社会保障制度整合中应当承担的。申曙光、彭浩然提出，政府应承担将弱势群体纳入基本医疗保障体系的责任，且当前我国经济快速发展，政府也具备解决这一问题的财力。熊吉峰、丁士军指出，经济、资源分配、转移接续、医患关系等严峻且矛盾的现实是整合城乡医保过程中欠发达地区所面临的，各级政府应在农村医疗保障上给予更多的财政补贴，中央应加大对这些欠发达地区的补贴力度和财政投入。葛红林以成都市为案例，在对其探索实践城乡基本医疗保险整合研究中得出，公平性原则应该是政府在整合医保过程中一直坚持的，并且在医保制度的创新中要承担主导作用，还应正确地界定自身的行为边界，更要处理好政府和市场的关系。

加强制度建设的统一化、规范化是大多数学者所主张的，要着力解决多头管理的局面，但医保管理部门的归属问题仍存在争议。周寿祺认为，当前分而治之的医保制度管理部门，从国际经验来看，应整合为一个部门，因为从精简机构、紧缩编制、节约资源、使群众更方便等层面考虑，可以发现医保管理由一个部门操作更合适。王延中认为，“一手托两家”将内部化医疗服务机构的监管和成本控制，不仅使医疗服务需求得到满足、医疗费用控制达到平衡，而且不论是从卫生改革的发展趋势还是医疗保险管理体系的发展趋势来看，都更符合国民健康的需要。吕国营对整合模式提出了更加具体的方案，医疗机构和医疗保险机构之间的关系体现了城乡医保管理体制的差异，第三方付费是职工医保所采取的模式，“一手托两家”是新农合采取的模式。因此，改造前者、融合后者应该是整合城乡医保所要做的。在深化医药卫生体制改革的框架下，进行医保整合，坚持的原则不仅包括政事分开、管办分开，还应包括保基本、第三方付费制。

八、在配套制度建设和国际经验借鉴方面的相关研究

大多数学者的出发角度都是制度的可持续性，对医保制度中的配套制度很少提及，所以要加强这方面的建设。杨小丽认为，要积极有效地推进户籍制度改革，这是城乡居民平等医疗保障权益得以实现的重要条件。同时，加快改革财政体制，不仅为医保制度的完善提供了有利的条件，也为医保制度的健康发展起到了促进作用。此外，要积极地推动药品生产与流通的改革、医疗卫生管理和服务体制的优化，使卫生系统的管理服务效率得以提高。石静认为，城乡医保制度的整合，除了要改革制度本身的设计外，还应完善公共卫生服务体系的改善和现行医药体制的改革，因而是一项系统的工程，只有这样才能给医疗保险制度运行提供良好的外部环境。

杨红燕在对实施全民医保的英国、德国、法国、日本、韩国、巴西和墨西哥等国家的多种因素进行对比后，提出实施全民医保的前提与必要条件是强大的经济基础。建立全民医保过程中，人口结构的变化并未起到明显的影响作用，建立全民医保重要的推动因素是政府的关注和社会的形势，实施的制度安排要结合公共卫生、预防保健、医疗救助，结合职域保险、地域保险、商业保险，实现全民医保。党敏恺、吴忠在探讨分析国外城乡医保制度衔接模式时基于社会公正的价值理念，提出中国应因地制宜地推动城乡医保制度的衔接，要结合地域条件有差别地进行分布发展，在注重制度的系统性的同时，也要注重管理的操作效率。张再生、赵丽华梳理了发达国家医保制度的内容，总结了整合城乡医保制度的经验，城乡一体化和社会和谐稳定的实现都需要医保制度的城乡统筹，且医疗保障的水平会与经济发展的水平相适应，基本的经济责任要由政府来承担，同时加强法律保证，以保障医保制度的顺利实施。李莲花通过比较研究日本、韩国和中国在社会转型的不同时期医保所面临的不同问题以及其解决途径后，发现这两个东亚国家有着共同的特征值得中国借鉴——结合了普惠主义的社会保险方式，政府针对非正规部门人员给予的财政支持等。吕静选取了11个发达国家（英国、法国、日本等），以及一些转型国家（俄罗斯、波兰等），还有一些发展中国家（印度等），在对它

们创建城乡医保体系的过程进行研究后，总结其主要做法、经验以及医保体系的内容与框架，认为“公平优先、兼顾效率”的原则应是医保制度建设所必须坚持的，这样可使市场机制和政府机制实现结合。

第二节 国外研究综述

一、关于城乡二元经济与社会保障理论的相关研究

针对二元经济结构理论的研究学者主要有刘易斯、费景汉与拉尼斯，该理论对普遍存在于发展中国家的经济特征进行了研究和揭示。福利经济学理论的研究者庇古、社会保障理论的研究者贝弗里奇、福利国家理论的研究者巴尔等，在他们研究的社会保障领域中，在社会保障的公平性、普遍性、福利性以及公平与效率的问题上，他们所主张的价值取向至今仍被大多数国家在建立社保体系时所遵循。社会公平理论的研究者罗尔斯认为，初次分配所带来的收入差距并不会造成社会成员的能力差异，这个理论为社会保障的资源分配提供了一定的理论支持，为社会弱势群体更应该享受社会保障政策的制定提供了建议。

二、关于各国建立全民医疗保险制度的相关研究

福赫勒和伊普以加拿大新斯科舍省为研究对象，在对省内的全民医疗服务体系进行研究后，指出社会各阶层死亡率差距的降低与全民医疗服务的覆盖有很大的联系。加拿大的全民医疗服务主要指家庭医生和医院服务。谢妮亚·舍尔·阿德龙在非洲、美洲、亚洲以及欧洲中，每洲选取两到三个国家进行研究，在研究了津巴布韦、美国、印度、法国等国的社会医保制度，研究了其医保的改革以及医保发展的趋势后，发现非洲大多数国家正在努力地扩大医保的覆盖范围，就业于非正规部门的人员、贫困人口都是扩大覆盖范围的对象；美国致力于改善医保的可转移、可获得、可更新，以此使管理程序简化、成本降低；亚洲和太平洋地区的国家主要致力于福利的期限和内容的扩展，筹集资金规则的调整，扩大

穷人纳入社保的范围等;在医疗保健领域引入市场机制,调整医疗待遇以应对人口发展的趋势,这些则是欧洲国家针对医保问题所做的努力。

第三节 国内外研究成果评价与获得的启示

一、对国内外研究结果的评价

我们在现有文献的基础上可以看出,国外学者主要研究的理论是二元经济以及与社会保障相关的理论;国内学者的研究不仅是城乡医保整合的理论研究,还包含实证研究,这些都为本书提供了以资借鉴的丰富的研究方法与理论。

亚当·斯密研究的国民财富及其性质是国外学者研究城乡二元经济与社保理论的起源,古典经济学和新古典经济学为研究城乡二元经济结构提供了理论框架和政策思路,二元经济结构的转化、经济发展模式的转换的框架与思路都由经济增长研究所提供。社会保障的理论基础就是由庇古的福利经济学理论以及斯蒂格利茨的公共经济理论奠定的。

伴随着新医改的实施,我国医疗保障水平将会不断提高,统筹城乡基本医疗保障制度也会逐步推进,但医保体系的建设既是一项长期的战略谋划,也是一项具体的系统工程,其内容丰富、牵涉面广。该课题已经引起了我国学者的广泛关注,同时也出现了众多的研究成果,其中部分地区率先探索统筹城乡医疗保障体系的实践,不仅为我国继续推进城乡医疗保障统筹提供了以资借鉴的经验,也为理论研究提供了现实基础。通过以上对统筹城乡基本医疗保障制度研究文献的综述,可知我国学术界对当前医疗保障制度中存在的问题和实施城乡医疗保障统筹的必要性已经基本形成共识。国内学者深入研究了城乡医疗保障制度统筹的发展目标与方向。对城乡医保整合的重要性以及必要性进行了探究。一致认为长期性、阶段性、渐进性是城乡医疗保障制度统筹建设的原则,城乡医保整合是一个复杂且庞大的社会工程,必须得以明确。现实性的医保制度二元性，是由我国城乡二元经济结构所带来的，因此，在整合城乡医保制度中要明确改变现状，立足现实、统筹规划、科学设计，医保制度城乡统筹的逐步实现要从现有体制的完善入手。

国内学者详细探究了整合城乡医保制度的选择路径与实现模式。尽管在具体的时段上对医保制度城乡统筹的时序阶段和路径的发展有所差别，但医改的目标大体来说是一致的。不仅要科学地设计以及合理地安排财政负担、政府责任、制度的对接，还要对医保制度改革中统筹层次的提高、建设配套制度等内容进行科学的设计和安排。

二、国外医疗保障制度城乡统筹发展的经验及对我国的启示

（一）国外医疗保障城乡整合的驱动机制及时机选择

1.工业化、城市化推动了城乡医疗保障的统筹发展

工业化、城市化是城乡医疗保障统筹发展的主要驱动力。为解决工业化、城市化过程中社会结构变动的问题，发达国家普遍建立了医疗保障制度。自20世纪60年代以来，工业化较早的发达国家城乡劳动力供给结构开始出现失衡，伴随着工业化和城市化的同步推进，劳动力转移和职业转移同步进行，第一产业中出现的大量剩余劳动力逐渐被城市所吸纳，农村人口开始向城市流动。随着城乡差距逐渐扩大，社会矛盾日益突出，西方发达国家开始对农村发展给予优惠扶持政策，以促进城乡经济社会的平衡与协调发展。在此背景下，各国陆续开始统筹城乡医疗保障制度的发展，并逐步实现了城乡医疗保障的一体化。城乡医疗保障的一体化也促进了社会结构的整合与一体化，成为社会结构转型的重要标志与内容之一。

1945年后，西方发达国家先后推行了城乡医疗保障的一体化，这绝非偶然。考察西方发达国家经济发展之路可以发现，工业和农业之间存在哺育与反哺育关系，以资金注入流向为主要内容。工业化初期为农业哺育工业发展阶段，依靠农业积累建立工业化基础，虽然这时第一产业中大量的剩余劳动力开始被城市所吸纳，农村劳动力向城市流动，但是第一产业劳动力份额超过50%，城市化水平较低，第一产业在国民生产

总值中所占比例较高，人均GNP很低。工业化中期，随着制造业机械化、自动化水平的提高，工业化的发展开始转向依靠自身的剩余积累，工业和农业开始协调发展，工农业的结构比例大致为8:2，第一产业劳动力份额在30%以下，城市化率达到50%以上，但此时工业还没有足够的资金来反哺农业。工业化后期，城乡之间的差异越来越大，发达国家进入工业反哺农业、工业支持农业发展阶段，第一产业在国民生产总值中的份额降低到15%以下，第一产业劳动力的结构份额在20%以下，社会生产力极大提高，剩余产品大量增加，政府财政收入大幅度提高，政府和社会已经具备了建立城乡一体化医疗保障所需要的物质基础。

1948年，英国政府按照贝弗里奇的《社会保险和相关服务》调查报告，建成了世界上第一个"从摇篮到坟墓"的福利国家。英国是首个建立覆盖全体国民的城乡一体化医疗保障制度的国家。继英国之后，瑞典、丹麦、挪威、联邦德国、法国、比利时、奥地利、意大利、荷兰、瑞士等国也纷纷建立了覆盖城乡的社会（医疗）保障体系。除北欧、西欧国家外，美国、日本、新西兰、澳大利亚也纷纷效仿，构建起了本国城乡一体化的医疗保障体系。尽管各国针对农民参加医疗保障的处理方法有所不同，但在基本待遇上实现了城乡一体与全国统一。

2.非经济因素对发达国家城乡医疗保障制度统筹产生了重要影响

目前国内外学者在评论经济发展与社会保险关系时，一般坚持经济决定论的观点，当然我们在肯定经济发展对社会保险根本制约作用的同时，也应充分重视非经济因素对社会保险制度的重要影响。社会保险制度并非起源于经济发展最早、水平最高的英国，而是在经济相对落后的德国，这显然与德国国内的政治、社会背景密切相关。日本在产业化进程的较早阶段就已谋求社会保险计划的引入和普及。客观地评论经济发展与医疗保障的关系，可以发现并非总是经济发展决定着医疗保障，与其说社会保障制度的建立与发展要依赖经济发展水平，不如说更取决于所在国家的经济政策取向，以及政治、社会乃至文化等诸方面的影响。纵观发达国家医疗保障制度建立，及完善的过程，我们可以发现医疗保障不仅依赖于本国的经济发展水平，而且受到了本国的政治、人口、土地政策、伦理道德及文化等非经济因素的影响。

3.发达国家城乡医保制度一体化时机的选择

无论是高收入国家、中等收入国家还是低收入国家都可以建立符合本国自身实际情况的城乡统筹的医疗保障制度，如日本在产业化进程的较早阶段就把“国民皆保险”作为追求的目标，并在1961年完成了“国民皆保险”计划。新加坡在殖民政府统治、经济并不发达的时期就建立了公积金制度。而突尼斯作为一个发展中国家，20世纪60年代即开始建立全国统一管理、养老医疗工伤合一、城乡一体化的社会(医疗)保障制度。当然，高收入国家可以建立高水准、广覆盖的城乡一体化的医疗保障制度，而低收入国家只能建立起初级的、满足生存需要、解决疾病预防和疾病医治的基本医疗保障制度。上述国家的经验对发展中国家具有一定的启发性，因为发展中国家在经济起飞阶段，往往错误地将加大财政负担看作是经济发展的绊脚石。

纵观西方各国城乡医疗保障统筹发展之路可以看出，医疗保障制度的建立从城市发展到乡村，是社会政治经济发展到一定程度的必然产物。国际社会保障协会顾问詹金斯曾指出，最难解决的问题就是非工薪职员群体的社会保障问题，在此之前农村的农业从业人员以及其他非正规行业的劳动者不能得到社会保障的有效保护事例有很多，尤其是发展中国家。伴随着工业化进程的加快，城乡贫富悬殊的拉大，农民面临疾病风险并由此产生的其他风险因素的增加，1942年英国经济学家贝弗里奇提出建立全体公民不分种族、信仰和财产状况，面向城乡全体国民的社会(医疗)保障制度，即建立覆盖全体国民、城乡一体化社会(医疗)保障制度，以消除社会不平等，化解社会矛盾。1945年后，西方各国社会(医疗)保障制度的覆盖对象从市民扩大到农民，逐步实现了城乡居民社会(医疗)保障体系的“全民化”和“一体化”。由于西方各发达国家社会经济发展水平存在着一定的差异，因此，在建立城乡统一的社会(医疗)保障制度的时间上有所不同，如德国作为世界上最早建立正式的社会保障制度的国家，从1883年仅针对工人的《疾病保险法》出台到1957年农村年金制度的建立相差了74年。发达国家和地区在建立城乡统筹的社会(医疗)保障制度时,其工业化水平已经较高,处于工业化的中后期,农业经济总量比重在GDP的10%以下,农村人口占总人口的30%以下。

(二)三种典型医疗保障模式及统筹城乡发展之路

1.国民健康保障模式:一步到位实现城乡医保一体化

国民健康保障模式是在《贝弗里奇报告》的基础上建立起来的,亦称贝弗里奇模式或政府计划型全民医疗保险。国民健康保障模式建立的原则是平等性和福利性。典型代表国家是英国、瑞典、芬兰等欧洲诸国。政府把医疗保障作为完全的公共产品直接提供给全体国民,制度覆盖全体国民,全体国民在医疗服务与保障方面享有平等的权利。政府主要通过税收的方式来统一筹资、管理和使用医保资金,服务由国有医院和领取薪金的医生提供。政府采用计划性供给体制,运用公共资金直接开设医疗机构、雇佣医务人员、购置医疗设备提供医疗服务,或者政府承担医疗服务的购买者和药品供给者的角色。国民健康保障支付的项目主要包括医药费补助、医疗费补助、疾病补贴等。

1945年后,英国背离自由放任传统,将创建"福利国家"作为追求的目标。按照贝弗里奇提出的社会保障普遍性、统一性原则,英国在1946年通过了《国民健康服务法》,在战后百废待兴的情况下,英国迅速实现了覆盖全体国民的城乡一体化的医疗保障制度。英国国民健康服务中98%的资金来自国家的直接税收,只有2%来自患者的非免费医疗收入。英国是世界上第一个实行全民医保的国家。1964年,英国颁布《国家卫生服务法》,确保所有公民都享有免费医疗的权利,由此实行全民医疗。

该模式城乡医保采取形式与内容完全一致的"统一模式"。国民健康保障模式的特点包括以下几方面。

第一,覆盖面广,公平性强。明确了健康是全体居民应该享有的权利,不论就业与否、所处地理位置、年龄、收入水平等,只要是本国常住人口都可以享受全方位的免费医疗服务。国民健康保障模式具有覆盖面广、基本免费或只需缴纳很少部分的费用,城乡居民就可享受到所需的医疗服务,个人享受的医疗服务与其缴费之间没有直接联系,实现了"人人享有初级卫生保健",被公认为世界上最公平的制度之一。

第二，医疗资源分配合理。英国建立了由综合或专科医院、全科医师服务、社区医疗组成的金字塔型三级医疗服务网络，政府计划预算和配置医疗资源，直接举办和管理医疗机构、配置卫生资源、雇佣医务人员，实现了全民相对公平合理地利用医疗卫生资源。完善的社区卫生服务是该医疗保障模式的一个特点。大多数医院属于公立医院，大多数医生都是政府雇员，并率先实行了首诊制和双向转诊制度。

第三，成本低。根据1998年经合组织对29个国家的医疗保险数据的比较分析，英国在医疗保险方面的花费是发达国家中最低的。英国的医疗保险费用占国内生产总值的6.7%，美国是13.6%，但英国婴儿死亡率与美国大体相当，平均寿命比美国人略高。

第四，政府在其中扮演了极其重要的角色。政府全面介入医疗保障，属于政府计划型全民医保，政府通过购买医疗服务的方式提供医疗保障。政府不仅负责医保筹资管理和直接提供或购买医疗服务全过程行为，而且优化医疗资源配置，确保资源覆盖全体国民。

2.社会医疗保险模式:渐进式实现医疗保障城乡统筹

社会医疗保险模式中城乡医疗保障是通过渐进方式实现整合的，采取城乡制度分立但内容统分结合“有差别的统一模式”，具有代表性的国家有德国、日本和法国。该模式因其在1883年(德国俾斯麦时期)首创而得名，是国家立法强制推行的医疗保障制度，也是建立最早、使用最多的一种医疗保险模式。鉴于城市与农村居民在收入、职业、面临风险等方面的差异，上述国家针对不同人群建立了有统有分的医疗保障制度。目前，世界上已有100多个国家和地区采用了这一模式。

其典型特征是如下:国家通过立法建立医疗保障体制，强制居民参保;该医疗保障模式覆盖人群较广，但没有覆盖全体国民;强调权利与义务相对应;筹资采取雇主和雇员依法按比例共同缴纳为主，政府酌情补贴为辅，参保居民的医疗费用支付有三部分，即个人加入国民健康保险所缴纳的保险费，中央、地方政府的医疗补助费及就诊时个人所支付的医疗费;医疗服务由私人医院和医生提供;实行现收现付制，坚持社会统筹、互助共济原则;医疗保险一般采取国家公共机构和自治团体协作的方式进行运营和管理。医疗保险既可以由国家公共机关运营和管理,也可以由中介组织具体实施,避免市场对制度的冲击,保证了制度运营的稳定性、公正性和权威性。采用此种模式的国家医疗保障一开始为城乡分割,覆盖对象从城市扩大到农村,一般都经历了漫长的过程,存在一个时间差。然后逐步建立了覆盖全民、标准统一、惠及城乡全体民众的医疗保障制度。德国从1883年的《疾病保险法》到1911年统一的《帝国保险法》,将医疗保险扩大到农村居民,建立的时差为28年。日本从1922年第一部医疗保险立法《雇员医疗保险法案》到1961年修改的《国民医疗保险法案》,建立起覆盖全民的医疗保险体系,城乡医疗保障制度建立的时差为34年。

以德国为代表的社会医疗保险型制度的特点是统筹互助共济性强,能够实现医疗资金在不同收入群体之间、在健康群体与病弱群体之间的重新分配。韩国通过对雇员医疗保险计划和地区医疗保险计划的制度整合,不仅解决了筹资不公平的问题,而且收入再分配效果明显。

3.商业医疗保险主导模式:全民医保步履艰难

商业医疗保险模式依据市场机制运转,在商业保险法规的规范下,医疗服务和医疗保险产品的供求状况由医疗市场及保险市场决定,以营利为目的,个人或企业团体自愿购买的一种制度模式。美国是推行此种模式最典型的国家,采取以商业健康保险为主、公共医疗保障为辅的模式。由于政府的介入相当有限,20世纪30年代以前,美国没有任何的医疗保险计划,随后私人医疗保险制度快速发展,一直到1965年,国会才通过医疗援助和医疗照顾两大公共医疗保障计划,但两类医疗保险都有资格限制,所以医疗保险并不能覆盖全民。以市场医疗保险制度及社会医疗救助制度为主体,这两项计划作为美国医疗保险的辅助项目,弥补了高度市场化影响下医疗保险领域的某些缺陷,提高了医疗保险的覆盖率。

商业医疗保障模式呈现以下特点。

没有统一的医疗保险,以私营医疗保险为主,覆盖面窄,公平性较低。公共和私人医疗保险计划同时存在,以私立医疗保险为主,政府公共医疗项目为辅的商业模式来实现。多数的医疗服务和医疗保险机构是以营利为目的，政府只向那些没有私人保险的低收入困难群体提供公共保险计划。政府未建立覆盖全民的医疗保障制度，商业医疗保险模式下部分居民游离于医疗保障之外或保障不足，医疗服务的可及性非常不公平。众所周知，在发达国家中，美国是唯一没有实行全民覆盖的国家。其以私立医疗保险为主，导致出现数量庞大的无保险人群，医疗卫生资源享受与分布不均匀，存在着城乡和阶层差别，农村地区医师的缺乏和贫穷地区医疗服务质量不良，公共医疗保障的受益人几乎被排斥在主流的医疗服务之外，体现了所谓的“二元福利体制”的特点，即高度市场化。美国医疗服务和医疗保险产品的供求状况由市场决定，医疗服务和医疗保险提供方和需求方拥有高度自主性，医疗的市场化迫使医疗保险组织不断改革保险计划、服务范围与方式，医疗服务提供方不断提高医疗服务质量，降低医疗服务成本。医疗的市场化促进了多种医疗机构之间和医疗保险组织之间的竞争，提高了效率。

政府介入医疗保障相当有限。在商业医疗保障模式中，政府的作用一直次于市场，即所谓的“最佳配角”。在国家医疗保险和社会医疗保险模式中，政府在医疗保障中扮演的是一个核心作用，而在商业医疗保险模式中政府的角色却是辅助性的，这是此模式不同于其他医疗保障模式的一个重要特点。政府不直接干预医疗保险市场或者干预力度非常弱，美国政府在医疗保障制度当中的作用主要体现在三个方面：一是以立法和管理的形式，规范高度市场化的医疗体制，保证医疗市场的稳定和医疗质量；二是承担补缺角色，仅以公立形式为特殊困难人群（老年人、低收入者、残疾人、退伍军人等）提供医疗照顾和医疗救助；三是政府为提供医疗保险的非营利性组织免除其纳税，监督其运行。

（三）国外医疗保障城乡统筹发展的有益经验

纵观国外医疗保障制度发展之路，不同医疗保障模式在城乡一体化的医疗保障制度构建过程中各具特色。通过分析三种典型医疗保障模式城乡统筹发展之路和经验，得到促进我国医疗保障制度城乡统筹的若干启示：分阶段、有步骤地推动城乡医疗保障制度统筹；明确与强化政府责任；探索城乡医疗保障制度与公共卫生制度紧密结合、相互促进的机制;构建城乡一体化医疗救助,并实现与城乡基本医疗保险制度的无缝衔接。

1.国外城乡医疗保障统筹发展的总体思路:渐进改革与发展的全民医保之路

建立覆盖全体国民、城乡一体化医疗保障制度是三种医保模式的共同特征。目前全球三种主要医疗保障模式各有优劣,但从各模式发展历程上看,都经历了从医疗保障内容体系发展到注重整合结构体系,进而发展到完善层次体系的历史过程。内容体系注重建立医疗保障项目应对社会风险;制度结构体系关注医疗保障的覆盖面和制度之间的整合;层次结构体系侧重于医疗保障各主体所承担的制度责任。纵观西方各国医保建立过程,医疗保障制度的建立从城市发展到乡村,是社会政治经济发展到一定程度的必然产物。城乡医疗保障统筹发展之路,优先实现人口全覆盖,然后,对城乡医保制度进行整合,这是多数国家比较普遍的做法。1945年后,工业化、城市化促进城乡医疗保障的统筹发展,西方各发达国家先后推出了医疗保障的城乡一体化,在很多国家全民医疗保障从提议建立、通过立法到全面实施需要10年左右的时间。

医疗保障的覆盖对象经历了由工业顺延到农业、由城市拓展到乡村、由部分职业人群逐步向全体国民拓展的过程,一般都经历了漫长的时期,存在一个很长的时间差。如日本城乡医疗保障制度建立的时间差为34年,加拿大为10年,德国为4年。城乡医疗保障制度建立存在时间差表明,农村建立医疗保障制度滞后于城市是社会经济发展的普遍现象,时间差的长短与各国社会经济和人口状况等因素有关。各国由于经济社会发展水平存在着一定的差异,在建立城乡统一的医疗保障制度上存在时间差。

2.统筹城乡医疗保障制度的前提和重要保证:政府财政支持

医疗保障制度属于准公共产品,有较强的正外部效应,因而会出现市场失灵,所以需要政府的鼎力支持和投入。政府在医疗保障中的首要职责是积极解决医疗保险基金投入不足和公共医疗供给的问题。国外经验表明,医疗保障实现城乡统筹与政府的财政支持密不可分。由于三种医疗保障模式所依据的保障理论以及保障方式的差异，政府在医疗保障制度城乡统筹中的责任和作用存在差别，但是医疗保障制度城乡统筹的发展历程表明，实现全民医保绝不能完全依靠市场机制来解决，政府财政支持是实现医疗保障制度城乡整合的前提。首先要通过制度安排和财政支持来保证医疗保险和医疗服务的全面覆盖和可及性。国家保险型医疗保障采取的是政府计划型供给体制，由政府财政筹集资金向国民提供免费医疗服务。目前各国采用最多的是社会医疗保险模式，医疗保险从正式部门向非正式部门扩张，在实现医疗保险全民覆盖的过程中，政府的财政补助扮演着重要的角色。日本国库不但负担覆盖全民的国民健康保险50%的支付费，而且还对保险者运营保险制度所产生的部分事务费给予补贴，以保证医疗保险水平和负担的公平性。随着医疗费总额的上升，国家对医疗保险的负担也在不断增加。韩国政府为了顺利实现医疗保险覆盖非正式部门，政府财政承担了非正式部门人员参加的地区医疗保险缴费的50%。韩国通过有力的财政补助以及低水平广覆盖策略，优先实现了人口维度的全覆盖。美国商业医疗保险模式的医疗市场化程度过高，政府干预过少，导致医疗保险的覆盖率过低。奥巴马政府医疗改革的目的之一就是为了实现医疗保险的全民覆盖和改善医疗保险的可及性，使医疗保险的覆盖面从目前的85%提高到95%。新医改法案强化了政府对医疗保险和医疗服务市场的干预，加强了政府的资金支持，增加了对社区医疗中心的资金投入，向重病患者提供补贴帮助其投保，向低收入家庭提供补贴使之用于保险，提高其为贫困人口提供医疗服务的能力。

3.准确定位政府职能，多元治理替代传统的政府管理

在公共管理理念革新的影响下，国外城乡医疗保障统筹过程中管理模式出现了新的发展趋势，多元治理替代传统的政府管理，并充分发挥民间组织在医疗保障管理中的重要作用。在城乡医疗保障统筹过程中，改变传统的由部门主管运营医疗保障的模式，民间组织成为政府、市场之外的必要补充形式，由其代政府执行公共权力，提高了政府管理效能，最终形成了一个良性的医疗保障的社会治理结构。德国作为社会医疗

保险模式的典型代表，采用自主管理、鼓励竞争的模式，政府不参与医疗保险管理的具体事务，由根据区域和行业划分的自治性社会管理组织——疾病基金会，作为承办及管理法定医疗保险的主体机构，疾病基金会实行自主经营、自我管理和自负盈亏，投保人可以自主选择基金会，政府主要对这些组织加强宏观监管。政府与社会组织协作管理医疗保障，一方面可避免政府干预过多导致效率低下，另一方面发挥了社会组织的专业知识能力，通过相互竞争降低了管理的成本，提高了医疗服务的质量，公私合作管理医疗保障被越来越多的国家效仿。韩国的医疗保险体系也是由政府部门和非营利性组织共同管理的，作为政府部门的健康与福利部主要负责颁布法律、制度设计以及管理和监督，作为非营利组织的国家健康保险公司和保险监督机构分别负责管理全国健康保险计划和监督国家健康保险公司。在这一治理结构下，政府真正以监督者的身份审视医疗保险制度管理与运行情况，不再负责具体的医疗保险事务，更好地实现了医疗保险的治理效能。

医疗保障中政府和市场的责任边界逐渐明晰，政府调控与自由竞争并存的“中间道路”成为改革方向。在三种医疗保障模式中，政府对国家保险型模式的控制过于集中，计划性和分配性太强，医疗保险和服务市场缺乏竞争，效率较为低下。自20世纪90年代以来，英国国家保险型模式根据美国经济学家阿兰·恩托文的内部市场构想，在实践中逐渐增强了医疗保险服务系统内部的市场竞争性，希望通过竞争来提高医疗服务体系的效率。美国的商业保险模式市场化程度过高，政府干预过少，导致医疗保险的覆盖率过低，通过奥巴马的医改法案中政府的干预政策和措施，可以看出美国开始对过度市场化的商业医疗保险模式进行反思，采取了与国家医疗保险模式和社会保险模式相一致的改革举动。医疗保障中注重同时发挥社会和市场机制的作用。政府在医疗保障中的职能主要定位于负责颁布法律、制定政策，承担部分筹资责任，管理和监督，对医疗保险难以涵盖的人群承担责任，在医疗保障制度城乡整合中起到宏观调控的作用。

4.优化医疗资源的配置,重点向农村和贫穷群体倾斜

政府支持更多的医疗资源偏向农村和弱势群体已经成为国外医疗保障城乡统筹发展的惯例。在印度政府的大力支持下,印度早在20世纪50年代初期,就在广大农村地区建立了医疗服务网络。印度也是最早建立初级卫生保健网的国家之一。自尼赫鲁政府以来,历届政府始终坚持将医疗卫生财政投入主要用于贫困者及弱势群体的原则。为了解决农村贫困地区医务人员严重缺乏问题,印度政府采取合约聘用招募医生、发放特殊津贴等鼓励措施吸引医务人员去贫困地区工作。巴西政府重视农村卫生服务体系建设,设立专项经费资助农村医疗保健计划。巴西的“家庭健康计划”所需资金几乎全部来自政府,从而保证了农村医疗保障制度的平稳运行。对农村医务工作者,联邦政府为其提供启动资金及生活补助,确保农村医务工作者工资是城市同类人员的2倍以上。泰国的“30铢计划”,主要针对农民及流动人口的全民医疗服务计划,经费来源于政府的专项预算,参保者到定点医疗机构就诊,不分住院、门诊,只需缴纳30铢的挂号费(约折合人民币6元),低收入农民还可享受免收挂号费的优惠。

各国针对社会低收入的边缘群体普遍建立了医疗救助制度。一方面通过建立救助资金对社会低收入的弱势人群看病后给予就诊费用减免或者部分补偿;另一方面通过减免弱势人群参加医疗应缴保险费或者税收的办法使其参加医疗保障制度。英国的低收入者计划对符合规定的群体免除自付部分医疗费用;澳大利亚实行低收入保健卡制度,持卡人就医时,可获得相应的医疗费用的减免;德国采取自助参保与自付费减免相结合的方式对低收入群体和其他特定群体进行医疗救助;法国对低收入者实行全额报销医疗费用和为其购买补充保险相结合的医疗救助。上述各国医疗救助制度都采用事先救助方式,被确定为救助者的患者在患病就医时,直接在医疗服务机构享受相应的服务待遇,从而增加了医疗服务的可及性。

加大社区基层医疗资源的投资力度,建立全科医生制度,提高医疗卫生服务的公平性和可及性。国家医疗保险模式通过政府计划预算和

统筹分配，实现全民享有医疗资源和消费医疗资源的相对公平。为了抑制医疗费用增长，获得更好的成本效益，英国将卫生服务重心从临床治疗转向预防保健项目，进一步加大了对基层医疗的投资力度。英国医疗保险资金的30%分配给基层医疗服务部门和以社区为基础的老年病人服务中心。英国建立了充当医疗服务守门人作用的全科医生制度，将全科医生融入国民医疗服务体系之中，并纳入所在地区的初级医保团。初级医保团得到国家的直接拨款并可直接支配国家卫生服务预算的75%。英国通过增加社区基层医疗投入和建立全科医生的首诊制度，增加疾病预防、治疗、健康保健等服务的可及性，合理利用了基层医疗资源。

5.政府作为城乡医保整合制度变迁主体，发挥了主导作用

发达国家政府在城乡医保整合制度过程中发挥了非常重要的作用。虽然三种典型医疗保障模式的城乡医保统筹之路各不相同，但其城乡医保制度整合与医疗保障制度理念相契合。政府在城乡医保制度整合中的主导作用主要体现在政策引导、法律强制实施、制度设计、资金支持、机构监督、直接提供医疗保障产品等方面。三种典型医疗保障模式中政府干预力度不同，国民健康保障模式政府干预力度最强，社会医疗保险模式次之，商业医疗保险模式最弱。以三种典型医疗保障模式的代表国家为例，英国政府在城乡医疗保障制度整合中承担了制度设计、提供资金、直接管理运行等全面职能。德国政府在城乡医疗保障制度整合方面的主导作用主要体现在政府虽然不直接参与城乡医保的具体经办管理，但负责制定相关法律法规、设计具体整合方案及对其运行过程进行监督，并协调各参与方利益，控制医疗服务费用、药价、诊疗项目等费用。相比前两种模式的代表国家，美国政府介入城乡医疗保障制度整合力度相当有限，雇主和雇员在参加医疗保险方面拥有很大的自主权，政府在医疗保障中只承担补缺的角色，即只为制度的有效运行创造良好的条件，仅负责特殊困难群体的医保责任，相比前两种模式，政府在对城乡医保监督、管理、服务递送等方面的作用较小。在美国城乡医疗保障制度整合中，政府一直扮演了“最佳配角”的角色。相关学者在对上述国家政

府在城乡医保中承担责任进行绩效评估后得出，德国政府绩效最高。由此可见，发达国家由于历史传统、政治体制、文化习俗等差异，政府在城乡医保制度整合中承担的责任也不相同。

（四）国外城乡医疗保障制度统筹发展对我国的启示

1. 我国城乡医保制度非均衡的根源

我国以城镇现代化的大工业与农村传统的落后农业并存为特征的二元经济结构与城乡二元的医疗保障格局之间关系密切。首先，从城乡居民的参保积极性和投保支付能力来看，农民群体的低收入水平导致其参保积极性低于城镇职工和居民，参保缴费支付能力不高。其次，从城乡居民的社会化程度来看，我国农村人口居住地相对城镇居民地理位置分散，与市场联系没有城市地区那么深入，社会化程度低，与现代社会医疗保险制度所需的组织程度仍有很大的差距。最后，二元医疗保障结构长期固定化的根源在于计划经济体制和传统工业化模式。从城乡经济社会发展的政策来看，我国曾经采取了完全用计划指令和行政手段进行资源配置，实行过工农业的剪刀差政策，即牺牲农业来支持工业发展的非均衡的工业化发展道路。

分税制改革以前，中央财政收入汲取能力不足，不得已只能把包括医疗保障在内的社会保障政府财政责任推给地方，而地方财政不足的中西部地区，也只能将有限的财政支持放在城市医疗保障，导致2003年以前，我国医疗保障仅覆盖城镇职工，广大农村居民和城镇非正规就业居民没有享受任何医疗保障。分税制改革以后，在中央政府财政收入能力显著提升的情况下，中央层面开始逐步重视民生事业，并逐渐将其放到了与经济建设同样的高度。在医疗保障领域的重要表现就是我国开始在农村试点新农合并着手建立农村医疗救助制度，现在已经发展得越来越完善；建立了以城镇未就业和自由就业居民为主要对象的城镇居民医保和城市医疗救助。政府为了试点和推行新农合和城镇居民医保制度，采取了各级财政直接资助上述居民参加相应的医保制度，中央财政逐渐加大了对城乡居民尤其是贫困地区医保的支持力度。相比中央政府在医疗保障中财权与事权逐渐匹配，省级以下基层政府财权与事权不匹配，尤其是中西部地方政府在新农合和居民医保试点以及推行资助的配套资金方面常常很吃力，进而在紧张的财政预算中削减对新农合和居民医保的投入，并设置了苛刻的起付线、封顶线、共付率、三个目录（药品目录、诊疗目录、医疗服务设施目录）等控制其待遇水平。

2.分阶段、有步骤地推动城乡医保制度整合

纵观西方各发达国家城乡医疗保障制度的发展脉络，渐进式的改革道路有利于城乡医保平稳整合。德国医疗保险制度在全国普及的过程不是一步到位的，不管是成立阶段还是发展成熟阶段，都呈现渐进性的特征，经历了制度内统筹与整合、制度外环境优化的阶段。日本早在1922年就颁布了第一部《健康保险法》，1961年才最终确立了统筹城乡的国民皆保险制度体系。韩国在1977年开始面向企业职工实施强制性医疗保险，1989年最终将全部人口纳入医疗保险制度，为提高筹资公平性和降低管理成本，先后进行多次制度整合，实现城乡居民医疗保障体系的一体化经历了一个渐进的过程。

虽然我国覆盖全体国民的基本医疗保障体系已经建立，实现了基本医保的“制度全覆盖”，但是城乡医保制度依然处于分割运行状态，三项基本医疗保险制度分别覆盖不同的人群，在参保原则、筹资方式、缴费水平、统筹层次、待遇水平及经办管理等方面均存在差异，但制度整合的方向具有不可逆转性。虽然从经济、政治和文化条件来看，我国研究制定乃至实施城乡医保统筹的时机已经到来，但是考虑到我国不同地区城镇化水平、人口结构、城乡经济差距存在明显差距，实现城乡一体化医保目标不可能一蹴而就，必须走一条渐进改革与发展的城乡医保统筹之路，必须明确发展目标，分阶段、有步骤地完成目标，在政策设计思路上应当允许有过渡办法。

城乡医疗保险可供选择的整合路径如下：第一阶段，将现行三项基本医疗保险合并为两项，现行居民医保和新农合两项制度合并为城乡居民医疗保险制度，与职工医保并存。该阶段重点解决医疗保险关系的转移接续问题，统一缴费年限认定、折算、转结、管理及操作流程。第二阶段，在解决好转移接续的基础上，区域内将城乡居民医保和职工医保整

合为一个制度——全民性基本医疗保险制度，但在一个制度框架下设置多档次的缴费标准和待遇标准，允许由参保人根据自身情况自由选择。该阶段重点整合医保经办机构、筹集机制和信息系统。第三阶段，构建全国统一的国民健康保险制度，实现医疗保障制度、经办管理、缴费和待遇标准等的统一。该阶段通过加大政府财政支持力度、提高保障水平、公共卫生服务的均等化等方式来实现医疗保障公平、普惠的目标。

制定医疗保险条例，为统筹城乡医保体系奠定基础。立法先行是城乡医疗保障统筹发展的基础，纵观三种医疗保障模式统筹城乡医保体系构建之路，其中的一个共同特点是每次医疗保险制度的变革，各国都是通过立法来实现的，通过法律手段不断支持、规范和监督城乡医疗保障统筹发展，放弃政府在医疗保险制度方面的直接干预。反观中国当前的医保制度，虽然社会保险法确立了医疗保险原则与发展方向，但是缺乏医疗保险条例，地方在推进城乡医保整合过程中颁布的法规基本上是以办法、决定意见等形式出现，缺乏权威性，全民医保步履艰难。个别地方立法机关出现擅自为新农合立法和自行解释的现象，完全违背了医疗保障城乡统筹、促进公平、一体发展的根本原则。在城乡医疗保险制度整合的新时期，我国迫切需要制定一部国家层级的医疗保险法规，将社会保险法中的医疗保险一章确定的原则与框架进一步细化，统一规范三项基本医疗保险的筹资机制、经办与管理、待遇结算方式以及监管、信息披露等。待条件成熟时，再通过修订将其上升到法律层面。

3. 在城乡医疗保障整合过程中明确与强化政府责任，明晰政府和市场的责任边界

中外社会保障制度发展实践表明，突出发挥政府主导作用是这一制度持续、健康发展的根本保证，而理性利用市场机制则是让这一制度健康运行和高效发展的重要条件。

综观世界各国医疗保障制度改革趋势，都是试图建立政府和市场相融合的制度，在公平和效率之间取得平衡。国家保险型模式中，政府的控制过于集中，计划性和分配性太强，医疗保险和服务市场缺乏效率且耗资巨大，在人口老龄化、卫生成本不断上涨等背景下，不可能长期维持

下去。美国的商业保险模式市场化程度过高，政府干预过少，导致医疗保险的覆盖率过低，医疗服务公平性和可及性不足。医疗保障制度是在政府与市场的职能划分的演进中不断孕育、成熟的。如何处理好政府责任与市场机制之间的关系，直接关系到医保事业的发展模式和战略方向。我国前一阶段医改过度依赖市场机制，导致医疗资源的垄断和分配不公，因此，现阶段城乡医保制度整合的重点是明确与强化政府的责任，平衡政府责任与市场机制的关系。

城乡医疗保障统筹发展应发挥政府主导作用。政府主要扮演城乡医保整合政策法规的制定者、出资者与监督者的角色。明确制度整合的目标，对制度整合与发展作出正确的政策设计；加大以财政为主的多种支持力度，发挥财政再分配手段，缩小不同制度、不同人群、不同地区医保筹资与保障水平的差异，提高统筹层次；整合管理机构，统一经办机构，加强医保信息系统建设，医疗保障行政主管部门及司法机关要确保监督有力。城乡医疗保障统筹发展应适度引入市场机制，更好地发挥保障功能。

全民医保是一项系统工程，离不开市场机制和社会力量的积极参与。城乡医疗保障统筹发展应充分发挥市场作用，城乡医疗保险统筹发展在资金筹集、医疗保险、基金管理、经办管理等工作上可以委托有资质的非营利组织、民办私营机构提供相关服务，提高其管理效率，降低管理成本。构建政府主管部门监督、金融机构参与医疗保险基金管理的模式，提高医疗保险基金的安全性和收益性。调整不合理的准入审批制度和医疗保险定点制度，鼓励各种营利性和非营利性医院参与医疗服务递送，形成与公立医院公平竞争的格局。

4. 建立公共卫生制度与医疗保障制度紧密结合、相互促进的机制

国际经验表明，城乡一体化医疗保障能否得以真正实现，不仅要看有无法定的基本医疗保障制度，而且取决于能否为国民提供满足一般需求的医疗服务。目前我国医疗资源集中在城市，农村基础医疗服务条件差，医疗水平不高，城乡医疗卫生资源分布的差异，影响城乡医疗保障统筹发展。合理配置城乡医疗资源，提高农村医疗卫生服务水平，是实行

城乡居民医疗保障制度整合的基础。国外政府鼎力支持社区卫生机构、全科医生制度，将公共卫生制度与医疗保障制度有机整合与联结，改革了医保付费方式，形成预防、治疗、康复和健康促进一体化的偿付机制，逐步缩小城乡居民保障水平，实现了医保制度的整合。我国应借鉴各国经验，加强对农村医疗卫生服务体系的投入，财政支持重点应转向农村基层医疗机构——乡镇卫生院和村级卫生室，将其作为医疗保险定点医疗机构，提高农村医疗卫生服务的可及性。探索医疗保障制度与预防保健为重点的公共卫生制度紧密结合、相互促进的机制，将社区卫生服务机构发展为城市与农村居民的健康守门人，转变新农合和居民医保补偿模式，由大病统筹向大小病统筹模式过渡。加强农村基层医疗服务机构的能力建设，通过合理的激励和竞争机制留住基层的医疗卫生人员，学习巴西鼓励医疗服务者到农村工作的激励措施，采取专项资金保证其正常开业和给予其高于城市同类人员工资的办法，引导和鼓励医疗服务人员到基层卫生机构工作，从而使有限的医疗卫生资源得到合理的配置。积极探索城乡医疗保障支付方式改革，提高医疗服务的数量和质量，实行按人头付费、总额预付、按病种付费等预付制来抑制医疗服务提供方的道德风险，建立激励与惩戒并重的有效约束机制，从而提高医疗服务资源的效率。

5. 构建城乡一体化医疗救助并实现与城乡基本医疗保险制度的无缝衔接

医疗救助制度作为医疗保障体系的基本构成部分，是保障低收入者医疗服务可及性的有效工具，在各国医疗保障体系中起到了至关重要的作用。目前，我国医疗救助制度主要存在城乡医疗救助制度差异大，尚未建立有效筹集机制且存在救助资金不足，救助标准较低，基金结余率偏高等问题。完善我国医疗救助制度需要首先确立以人人享受到基本医疗服务为目标，确立以政府财政为稳定主体的多方筹资机制，建立中央、省（市）、县（区）三级的财政分担机制，中央财政重点向中西部地区倾斜，逐步扩大救助范围。构建城乡一体化医疗救助，需要改革医疗救助的管理体制，实现城乡医疗救助政策统一、救助办法统一、救助标准统一。城乡医疗救助一体化是城乡医疗保障制度整合中重要的一环，虽然我国目前已经有相关文件对医疗救助制度与城乡三项基本医疗保险制度的衔接作出规定，但都属于指导性意见，缺乏系统的衔接细则。从国际经验来看，实现医疗救助制度与各种医疗保险的衔接主要采用以下两种办法：一是资助低收入的边缘群体参加医疗保险；二是资助虽参加了医疗保障计划，但无力负担自付费用的患者。通过医疗救助制度与基本医疗保险的无缝衔接，提高资金有效利用率和医疗服务的可及性。

6.逐步缩小城乡医疗保障的待遇差距，最终实现医疗保障的城乡一体化

目前我国城乡主要存在三大基本医疗保险制度，即职工医保、居民医保和新农合，而且医疗保障制度统筹层次较低，多为县区级统筹，医保制度碎片化严重，城乡之间、地区之间、人群之间医疗保障待遇差别巨大。尚未进行城乡医保制度统筹的地区大部分没有实现城乡医保管理的统一，分头管理、各自运作的模式造成了管理成本增加，不但影响了医疗保障制度的效率，而且造成了我国城乡居民医疗待遇的差别巨大，造成了享有健康权利的不公平，不利于构建和谐社会。未来城乡医疗保障制度要缩小不同地区、不同人群之间的医疗待遇差异，逐渐实现全民基本医疗服务的均等化，从整体上提高我国居民的健康水平。

推进三大基本医疗保险制度整合，只有在不断缩小城乡医疗保障待遇差距的基础上，才能实现制度框架的基本统一，建立城乡居民一体化的医疗保险制度。缩小城乡医疗保障待遇可以从以下两个方面入手。

第一，统一城乡医疗保障的经办管理体系。实现城乡医疗保障制度的管理机构统一，将新农合交人社部统一管理，实现三大医保制度管理机构的统一，然后实现城乡医保缴费标准、医保报销范围和比例、药品目录、定点医疗机构、诊疗项目等方面的统一，从而优化城乡医疗卫生资源的配置和利用，缩小城乡之间医疗服务的可及性和待遇差异。此外，管理机构统一之后还能够减少冗余的经办管理人员，节约医疗保障制度的运行管理成本，将有限的医疗资金用于提高居民保障水平。

第二，加快财政体制改革，增加对农村医疗保障的投入。国家对医

疗保障财政投入水平直接影响着城乡医疗保障制度的整合。目前缩小城乡居民医疗保障待遇的差距,在提高农村居民筹资水平有限的情况下,通过加大政府对农村居民参保的支持力度,才能推进城乡医保制度的整合。因此,财政体制改革是建立我国城乡一体化医疗保障体系的重要条件。首先,按照事权与财权相匹配的原则,明确划分各级政府尤其是中央与省级政府在医疗保障中的事权,再对财权进行相应的调整,并纳入各级财政预算;其次,在财力不均的条件下,应当根据需要确定中央财政对经济欠发达地区的转移支付;最后,应当根据国家经济社会发展的需要,对财政支出结构进行调整,不仅要在增量上下功夫,还要调整财政支出结构,削减不必要的开支,扩大对医疗保障的民生投入。只有这样,才能为医疗保障制度的建设及其健康发展提供有利的条件。

第四章 统筹城乡医疗保障制度的现状与分析

第一节 我国统筹城乡医疗保障制度的现状

一、我国三种基本医疗保障制度的比较分析

我国的城乡医疗保障体系从总体上呈现三维分立态势，职工医保、居民医保和新农合三大制度分立运行。这三种制度在参保对象、筹资机制、补偿机制、统筹层次、经办管理等方面均有所差异。笔者在对相关的主要政策和新医改方案梳理分析的基础上，对我国三种基本医疗保障制度进行了比较分析，具体见表4-1。

表4-1 职工医保、居民医保和新农合的现状比较

制度形式		城镇基本医疗保险		新型农村合作医疗
		城镇职工基本医疗保险	城镇居民基本医疗保险	
参保规定	政策依据	国务院关于建立城镇职工基本医疗保险制度的决定	国务院关于开展城镇居民基本医疗保险试点的指导意见	国务院办公厅转发卫生部等部门关于建立新型农村合作医疗制度的意见
	覆盖对象	城镇职工、退休人员、灵活就业人员	学生、少年儿童和其他非从业城镇居民	农村居民
	参保形式	个人和用人单位	以家庭缴费为主	以家庭为单位
经办服务	组织经办	各级劳动保障行政部门及经办机构		各级卫生行政部门及行政机构

续表

制度形式		城镇基本医疗保险		新型农村合作医疗
		城镇职工基本医疗保险	城镇居民基本医疗保险	
经办组织	统筹层次	原则上以地级以上行政区为统筹单位，也可以县为统筹单位	以市、县或市级统筹	一般以县（市）为统筹单位，条件不具备的地方在起步阶段也可以乡（镇）为单位进行统筹，逐步向县（市）统筹过渡。政策差异性较大

二、我国医疗保障制度发展过程中取得的主要成就

职工医保、居民医保和新农合是国家分别为城镇职工、城镇非从业居民和农村居民的看病就医问题而建立的三项基本医疗保障制度，是落实科学发展观、构建社会主义和谐社会的重大举措。自三项制度实施以来取得了显著成就，这主要表现在以下几个方面。

（一）制度稳步发展，初步建成全民医保的制度体系

随着相关政策文件的出台和实施，由职工医保、居民医保和新农合组成的城乡医疗保障体系基本形成，初步形成全民医保的制度框架。特别是作为保障和改善民生的重要举措，居民医保和新农合从制度建立初始，就受到各级党委和政府的高度重视。1998年以后，尤其是进入21世纪以来，我国确立了人人享有基本卫生保健服务的目标，社会医疗保障体系逐步健全完善，覆盖面也持续扩大。首先是职工医保实施后，覆盖面由国有企业的员工扩展到了集体所有制企业与民营企业，一直到现在涵盖了各种类型的企业。2003年以来新农合的推行与完善，使得社会医疗保险制度的覆盖范围由城市扩展到了农村，参合率也一直在稳步上升。2007年开始试点推行的居民医保更是将参保人群扩展到了城市非就业居民，社会医疗保障体系的覆盖范围与计划经济时期相比已经大大扩充，全民医保的制度体系已经初步建成。目前，我国已建立世界上规模最大的基本医疗保障网，全国基本医疗保险参保人数13.6亿人，参保

率稳定在95%以上;职工医保、城乡居民医保政策范围内住院费用支付比例分别为80%和70%左右;个人卫生支出占卫生总费用的比例从2015年的29.27%降至2020年的27.7%;基金年收支均超2万亿元,惠及就医群众超40亿人次,极大缓解了群众看病难、看病贵的问题。

(二)待遇不断提高,切实解决城乡居民看病就医问题

职工医保自建立以来,经过不断发展完善,目前筹资水平较高,医保待遇也相对较高。居民医保试点时间还不长,为了增强居民医保的吸引力,不少较早开展试点的地区积极调整支付政策,切实提高居民的医保待遇,减轻医疗负担。例如,降低起付标准,提高基金支付比例,提高支付限额;扩大支付范围,将部分门诊项目逐步纳入报销目录;对重大疾病参保患者实施二次补偿,减轻参保人员经济负担等。新农合制度的保大病模式,使得很多患有重病的农民因为得到及时救治而恢复了正常生活,农民也能够参加常规化的体检,建立自己的健康档案。经过多年的发展,新农合的筹资水平和补偿水平都大幅提高,越来越多的农民健康权得到了切实保障。

(三)基层机构同步发展,卫生服务工作全面推进

职工医保,特别是居民医保制度的运行,极大地带动了城市社区卫生服务机构的发展。为了合理利用社区卫生服务资源和居民医保基金,不少地方出台措施,赋予社区卫生服务机构“守门人”的角色,鼓励双向转诊,即小病进社区,大病进医院,康复回社区。此外,社区卫生服务机构还提供预防、保健、接种、健康教育、康复等服务。对于居民医保中的参保群体,通过为他们建立健康档案、组织健康讲座,以及为中老年人提供常规体检,这些措施起到疾病预防的良好效果。新农合的建立,同样有效地带动和促进了农村卫生服务体系的建设。

三、我国医疗保障制度发展过程中存在的主要问题

目前我国医疗保障制度存在的问题主要表现在以下几个方面。

(一)制度运行分立,难以形成系统一致的法律法规

目前,我国各项城乡医疗保险制度独立运行,各有自身运行的指导

意见、行政法规和地方性法规，虽然目前已经出台了《社会保险法》，但是对于制度分立运行的现实困境仍然没能提出有效对策。由于缺乏一部系统性、一致性、权威性的法律法规，各项规章制度的权威性又都不足，漏保以及重复参保的情况常有发生，这使得社会医疗保险基金的安全面临着严重威胁，而且整体运行效率大大降低。同时，在经办服务与看病就医过程中，由于缺乏严格的法律约束，往往容易诱发道德风险和逆向选择的问题，将会给基金安全以及制度管理带来极大困难，严重的甚至会危及整个社会医疗保障体系的可持续发展。

（二）统筹层次较低，制度难以持续发展

根据现行制度要求，目前职工医保和居民医保实行地市级统筹，新农合实行县级统筹。不同制度统筹层次不同，且整体统筹层次较低。而实际上不少地区是在县级市进行居民医保统筹，因此并没有达到政策规定的统筹层次。这样的局面，一方面使得因参保人数总量和基金规模受限导致抵御疾病风险的能力降低；另一方面使得参保人在不同制度、不同地区或同时跨地区、跨制度流动时遇到制度转移接续的障碍。

（三）管理体制不顺，管理运行效率低下

医疗保障制度运行中职能分割的问题十分突出，目前，职工医保和居民医保由人社部管理，而新农合由卫生部门管理，城乡医疗救助又由医保局管理，医疗保障体系的城乡分治状态导致整体的管理和运行效率都十分低下。管理体制上条块分割、重复建设、结构失衡以致资源浪费与短缺并存，运行成本较高且效率低下，不能很好地满足参保人员的医疗需求。同时，城乡医疗保障管理体制的分离，致使不同险种之间出现参保范围的交叉，在如今人口高流动性的背景下极易出现人员重复参保、财政重复补贴等乱象，导致政府财政资源上的极大浪费，变相加重了整个医疗保障体系的管理成本和制度负担。

第二节 我国统筹城乡医疗保障制度的发展历程与实践探索

一、我国统筹城乡医疗保障制度的发展历程

（一）统筹城乡发展与医疗保障制度的发展

1.统筹城乡发展的提出与演变

（1）统筹城乡医疗保障制度的产生

它是城市化进程中的必然产物。随着城乡一体化进程的加速，城乡之间、工农之间的界限日渐模糊，劳动力岗位和个人社会身份变更频繁，城乡参保人员身份和就业地点也越来越呈现出多重性和不确定性。从这个角度来讲，以就业和户口性质来确定参保类型的城乡二元医保制度不仅使流动人群在城乡之间的医保关系转接续保困难，影响这部分人的待遇享受，而且增加了医保工作难度。因而，通过统筹城乡医疗保障制度，将参保人纳入到同一个信息平台之下，允许城乡居民在不同待遇水平的保险政策间自由选择，在选择保险合约时不再受身份、户籍的限制，更有利于城乡居民在其收入约束和预期收益上作出个体福利最大化的选择，改善政府干预医疗保障的低效率，更适合城市化进程人员流动对医保制度的要求。

它是医疗保障可持续发展的必然要求。医疗保障的待遇实现依赖于基金的平稳运行，而大数法则是医疗保险赖以运行的数理基础。其意义是风险单位的数量越多，实际损失的结果与从无限单位数量中得出的预期损失可能的结果就越为相近。在现收现付的保险制度中，精确的预测风险，合理厘定保险费率，保证疾病损失的稳定程度都依赖于大数法则作用。由于各地城市化进程有所不同，因此城市化进程较快的地区参加新农合的人口较少，而城市化进程缓慢的地区居民医保的参保人数较少。城乡人口结构差异使某些地区的居民医保或新农合运行难以满足“大数法则”，这是不利于医保基金安全和医保制度可持续发展的。统筹

城乡医疗保障制度将城乡居民纳入同一个制度中，在预测发病率、出险率及损失程度时，与实际值产生较大偏差的概率比较小，有利于科学合理的制定补偿和给付政策，不至于年末结余过多或过少，可以更好地发挥大数法则效用，以保障基金的平稳运行。

它是医保管理效率的必由之路。居民医保和新农合从筹资机制、补偿流程、费用结算等业务流程上完全相同，但分属于不同的管理部门，这种城乡分割，多头管理的模式已不利于医保管理资源的合理整合和有效利用，亦加剧了医保经办人员的短缺和业务经费紧张的局面。统筹城乡医疗保障制度将两种制度划归到同一个部门管理，更有利于降低医疗保险机构的平均成本，节省如管理成本、人员工资等可变成本以及信息系统开发等不变成本，实现医疗保险机构的规模经济，将基金更多地用于提高参保者的福利待遇。

它是提升社会公平的必然选择。通常，不同的人在接受同等的福利项目时可能会产生不同的福利后果。由于价格弹性的差异，低收入群体在面对大病时可能选择放弃治疗。同时，富人往往因较高的支付意愿而抬高区域内的整体价格水平，使穷人的福利受损。可想而知，在我国三元医保体系下，职工医保、居民医保、新农合对医疗消费进行不同的价格补贴，这种累退的资源分配结果可能更为严重。虽然筹资阶段累进的税收和累进的保费征收可以减少这种分配结果的累退性，但相对于医保消费补贴来说，筹资上的缓解作用较为有限。医疗保障制度的城市偏向使城乡居民处于一个不公平的制度平台下，城乡居民在医疗保障水平上存在着较为明显的差距，城市较高的收入水平和报销比例将带来区域内医疗服务价格的攀升。加之共付率的不同，低收入的农村居民在就医时将面临高于城镇居民的实际支付价格，相对地降低了低收入农民的医疗支付能力和医疗可及性，医疗需求受到压抑，带来医疗资源的逆向分配，扩大城乡居民的收入差距。统筹城乡医疗保障制度对城乡居民实行统一待遇后，可以有效改善农村居民有病不医的现象，使其享受到医疗保险基金的补偿，并且统筹的城乡医疗保障制度将这种收入分配效应由城市和农村不同险种的内部扩大到城乡之间，实现城乡之间的医疗风险分担和收入分配，对于价格弹性较大的农村居民来说，他们可能会更多地从医疗保险待遇提高中受益，改善城乡间的收入差距，促进社会公平。

从这四方面来说，城乡统筹的医保制度比碎片化、城乡分立的制度更具有优越性。广大学者们肯定了统筹城乡医保制度在公平和效率上的优越性：①农村居民医疗待遇水平得到提高，制度的公平性增强。②医保管理资源得以有效整合，制度的运行效率提高。③城乡医保基金得以互助调剂，基金共济能力和抗风险能力提升。④流动人员的参保限制得以消除，医疗保险的覆盖面扩大。

在此背景下，2007年10月，作为国家统筹城乡综合改革试验区的重庆率先成为了城乡居民合作医疗的试点，拉开了统筹城乡医疗保障制度改革的序幕。随后，广东、浙江、江苏、四川、天津的部分县市也结合当地的经济和社会发展实际情况，积极探索城乡医疗保障制度的统筹途径和模式。据人力资源和社会保障部的研究报告，截至2010年末，全国范围内4个省级行政区、21个地级城市和103个县（区、市）进行了统筹试点。

（2）统筹城乡发展的提出

胡锦涛同志在2003年10月14日召开的党的十六届三中全会通过的《中共中央关于完善社会主义市场经济体制若干问题的决定》中，首次提出了“五个统筹”的重要论断，即统筹城乡发展、统筹区域发展、统筹经济社会发展、统筹人与自然和谐发展、统筹国内发展和对外开放，并把“统筹城乡发展”放在了“五个统筹”的首要位置。这次会议还完整提出了科学发展观——坚持以人为本，树立全面、协调、可持续的发展观，促进经济社会和人的全面发展，其中“全面、协调、可持续”的落脚点正是五个统筹。此外，这次会议还首次提出建立有利于逐步改变城乡二元经济结构的体制。显然，当时的政府已经开始对我国城乡发展失衡问题进行深入思考，并把破除城乡二元经济社会结构、统筹城乡发展作为科学发展观的重要内容和主要目标，统领这一时期党和国家的各项工作。

（3）统筹城乡发展的升华

2004年2月8日，时隔18年，中共中央公布2004年的一号文件——

《中共中央国务院关于促进农民增加收入若干政策的意见》再次聚焦"三农"。2004年9月19日，胡锦涛在党的十六届四中全会第三次全体会议上的讲话中，首次提出"两个趋向"的重要论断，指出"在工业化初始阶段，农业支持工业、为工业提供积累是带有普遍性的趋向，但在工业化达到相当程度以后，工业反哺农业、城市支持农村，实现工业与农业、城市与农村协调发展，也是带有普遍性的趋向。"2004年12月，在中央经济工作会议上，党中央提出我国现在总体上已到了以工促农、以城带乡的发展阶段。"两个趋向"和"以工促农、以城带乡"的重要论断是党和政府在新时期、新形势下对工农业协调发展、城乡建设良性互动的准确判断，尤其为统筹城乡发展以及落实科学发展观奠定了坚实的理论基础。在"两个趋向"的科学判断的基础上，党的十六届五中全会提出了用城乡统筹的思路建设社会主义新农村的重大历史任务，迈出了新的历史时期下我国城乡建设实践中至关重要的一步。

(4)统筹城乡发展的深化

2007年6月，国务院批准设立重庆市和成都市两个全国统筹城乡综合配套改革试验区，它标志着统筹城乡发展已经由理论研究进入试点实践的深水区，其他地区也积极加入试点改革的队伍中来，努力探索建立城乡一体化的体制机制。同年10月，胡锦涛在党的十七大上首次提出"形成城乡经济社会发展一体化新格局"的战略部署，并将这一战略部署写入党的十七届三中全会通过的《中共中央关于推进农村改革发展若干重大问题决定》中，将其确定为推进农村改革发展的根本要求。2010年的中央一号文件《中共中央国务院关于加大统筹城乡发展力度，进一步夯实农业农村发展基础的若干意见》进一步要求，全面贯彻党的十七大和十七届三中、四中全会以及中央经济工作会议精神，高举中国特色社会主义伟大旗帜，以邓小平理论和"三个代表"重要思想为指导，深入贯彻落实科学发展观，把统筹城乡发展作为全面建设小康社会的根本要求，把改善农村民生作为调整国民收入分配格局的重要内容，把扩大农村需求作为拉动内需的关键举措，把发展现代农业作为转变经济发展方式的重大任务，把建设社会主义新农村和推进城镇化作为保持经济平稳较快发展的持久动力，按照稳粮保供给、增收惠民生、改革促统筹、强基增后劲的基本思路，毫不松懈地抓好农业农村工作，继续为改革发展稳定大局作出新的贡献。

从2003年至今的发展综合来看，“统筹城乡发展”意在扭转当前农业与农村在经济社会发展过程中形成的不利局面，其根本措施在于注重农业与农村自身优势的同时，发挥工业和城市的反哺与带动作用，从而将农村剩余劳动力顺利转移到城镇与工业建设中来，并实现建设社会主义新农村和城乡协调有序发展的宏伟目标。

2.我国统筹城乡发展的现状

改革开放以来，特别是“统筹城乡发展”提出以来，我国城乡关系发生了积极的变化，取得了一系列丰硕成果。

（1）进步方面的举措

我国目前建立了城镇职工基本医疗保险制度、新型农村合作医疗制度和城镇居民基本医疗保险制度。其中，职工医保由用人单位和职工按照国家规定共同缴纳基本医疗保险费，建立医疗保险基金，参保人员患病就诊发生医疗费用后，由医疗保险经办机构给予一定的经济补偿，以避免或减轻劳动者因患病、治疗等所带来的经济风险。新农合和居民医保实行个人缴费和政府补贴相结合，待遇标准按照国家规定执行。

医疗保险制度改革的主要任务是建立城镇职工基本医疗保险制度，即适应社会主义市场经济体制，根据财政、企业和个人承受能力，建立保障职工基本医疗需求的社会医疗保险制度。建立城镇职工基本医疗保险制度的原则是基本医疗保险的水平要与社会主义初级阶段生产力发展水平相适应；城镇所有用人单位及其职工都要参加基本医疗保险，实行属地管理；基本医疗保险费用由用人单位和职工双方共同负担；基本医疗保险基金实行社会统筹和个人帐户相结合。

建立合理负担的共同缴费机制。基本医疗保险费由用人单位和个人共同缴纳，体现国家社会保险的强制特征和权利与义务的统一。医疗保险费由单位和个人共同缴纳，不仅可以扩大医疗保险资金的来源，更重要的是明确了单位和职工的责任，增强个人自我保障意识。在这次改革中国家规定了用人单位缴费率和个人缴费率的控制标准,即用人单位缴费率控制在职工工资总额的6%左右,具体比例由各地确定,职工缴费率一般为本人工资收入的2%。

建立有效制约的医疗服务管理机制。基本医疗保险支付范围仅限于规定的基本医疗保险药品目录、诊疗项目和医疗服务设施标准内的医疗费用。对提供基本医疗保险服务的医疗机构和药店实行定点管理。社会保险经办机构与基本医疗保险服务机构(定点医疗机构和定点零售药店)要按协议规定的结算办法进行费用结算。

建立统一的社会化管理体制。基本医疗保险实行一定统筹层次的社会经办,原则上以地级以上行政区(包括地、市、州、盟)为统筹单位,也可以县为统筹单位,由统筹地区的社会保险经办机构负责基金的统一征缴、使用和管理,保证基金的足额征缴、合理使用和及时支付。

建立统筹基金与个人帐户。基本医疗保险基金由社会统筹使用的统筹基金和个人专项使用的个人帐户基金组成。个人缴费全部划入个人帐户,单位缴费按30%左右划入个人帐户,其余部分建立统筹基金。个人帐户专项用于本人医疗费用支出,可以结转使用和继承,个人帐户的本金和利息归个人所有。

建立统帐分开、范围明确的支付机制。统筹基金和个人帐户确定各自的支付范围,统筹基金主要支付大额和住院医疗费用,个人帐户主要支付小额和门诊医疗费用。统筹基金要按照"以收定支、收支平衡"的原则,根据各地的实际情况和基金的承受能力,确定起付标准和最高支付限额。

建立完善有效的监管机制。基本医疗保险基金实行财政专户管理。社会保险经办机构要建立健全规章制度。统筹地区要设立基本医疗保险社会监督组织,加强社会监督。要进一步建立健全基金的预决算制度、财务会计制度和社会保险经办机构内部审计制度。

(2)"十四五"关于全民医疗保障规划

2021年,国务院办公厅印发"十四五"全民医疗保障规划的通知,进一步完善和推进了我国城乡医疗保障统筹的发展,具体内容如下。

医疗保障是减轻群众就医负担、增进民生福祉、维护社会和谐稳定的重大制度安排。习近平总书记指出,要加快建立覆盖全民、城乡统筹、权责清晰、保障适度、可持续的多层次医疗保障体系。新一轮医改以来,贯彻党中央、国务院决策部署,我国已建成全世界最大、覆盖全民的基本医疗保障网。为进一步推进医疗保障高质量发展,保障人民健康,促进共同富裕,我国仍需继续努力。

全民医疗保障规划的发展基础是党中央、国务院高度重视医疗保障工作,“十三五”期间推动医疗保障事业改革发展取得突破性进展,为缓解群众看病难、看病贵问题发挥了重要作用。

制度体系更加完善。以基本医疗保险为主体,医疗救助为托底,补充医疗保险、商业健康保险、慈善捐赠、医疗互助等共同发展的多层次医疗保障制度框架基本形成,更好地满足了人民群众多元化医疗保障需求。统一的城乡居民医保和大病保险制度全面建成。基本医疗保险统筹层次稳步提高。生育保险与职工医保合并实施。长期护理保险制度试点顺利推进。

体制机制日益健全。整合医疗保险、生育保险、药品和医疗服务价格管理、医疗救助等职责,初步建立起集中统一的医疗保障管理体制。医保基金战略性购买作用初步显现,支付方式改革进一步深化,医保药品目录动态调整机制基本建立,定点医药机构协议管理更加规范,对医药体系良性发展的引导和调控作用明显增强。城乡居民高血压、糖尿病(以下统称“两病”)门诊用药保障机制普遍建立。

重点改革成效显著。药品集中带量采购工作实现常态化。高值医用耗材集中带量采购改革破冰。医疗服务价格合理调整机制初步形成。基金监管制度体系改革持续推进,飞行检查对违规行为形成震慑,举报奖励机制初步建立,打击欺诈骗保专项治理成效显著,综合监管格局基本形成。“互联网+医疗健康”等新模式蓬勃发展,医疗保障支持“互联网+医疗健康”发展的机制初步成型。

基础支撑不断夯实。医疗保障信息化、标准化建设取得突破,医疗保障信息国家平台建成并投入使用,医保信息业务编码标准和医保电子凭证推广应用。制定《医疗保障基金使用监督管理条例》,医疗保障法治基础持续夯实。医疗保障经办管理服务体系初步理顺,政务服务事项实施清单管理,服务智能化、适老化程度显著提高。基金预算和绩效管理持续加强。

群众获得感持续增强。基本医疗保险覆盖13.6亿人,覆盖率稳定在95%以上,职工和城乡居民医保政策范围内住院费用基金支付比例分别稳定在80%左右和70%左右,国家组织药品和高值医用耗材集中带量采购价格平均降幅50%以上。跨省异地就医住院费用直接结算全面推开,门诊费用跨省直接结算稳步试点,异地就医备案服务更加便捷。高质量打赢医疗保障的脱贫攻坚战,助力近千万户因病致贫家庭精准脱贫,基本医疗有保障的目标全面实现。基本医疗保险(含生育保险)五年累计支出8.7万亿元,2020年个人卫生支出占卫生总费用比例下降到27.7%。

当前,我国社会主要矛盾发生变化,城镇化、人口老龄化、就业方式多样化加快发展,疾病谱变化影响更加复杂,基金运行风险不容忽视,这对完善医疗保障制度政策提出更高要求。同时,我国医疗保障发展仍不平衡,多层次医疗保障体系尚不健全,重特大疾病保障能力还有不足,医保、医疗、医药改革协同性需进一步增强,医保服务与群众需求存在差距。但也要看到,我国制度优势显著,治理效能提升,经济长期向好,医疗保障制度框架基本形成,管理服务日趋精细,医疗保障改革共识不断凝聚,推动医疗保障高质量发展具有多方面的优势和条件。

全民医疗保障规划的总体要求是以习近平新时代中国特色社会主义思想为指导,深入贯彻党的十九大和十九届二中、三中、四中、五中全会精神,按照党中央、国务院关于医疗保障工作的决策部署,立足新发展阶段,完整、准确、全面贯彻新发展理念,构建新发展格局,坚持以人民为中心的发展思想,深入实施健康中国战略,深化医药卫生体制改革,以推动中国特色医疗保障制度更加成熟定型为主线,以体制机制创新为动力,发挥医保基金战略性购买作用,坚持医疗保障需求侧管理和医药服务供给侧改革并重,加快建设覆盖全民、统筹城乡、公平统一、可持续的多层次医疗保障体系,努力为人民群众提供全方位全周期的医疗保障,不断提升人民群众的获得感、幸福感、安全感。

全民医疗保障规划的基本原则:①坚持党的全面领导。始终坚持党对医疗保障工作的领导,完善中国特色医疗保障制度,坚持制度的统一性和规范性,强化顶层设计,增强制度的刚性约束,为医疗保障制度更加成熟定型提供根本保证。②坚持以人民健康为中心。把维护人民生命安全和身体健康放在首位,提供更加公平、更加充分、更高质量的医疗保障,使改革发展成果更多惠及全体人民,增进民生福祉,促进社会公平,推进共同富裕。③坚持保障基本,实现可持续发展。坚持实事求是,尽力而为、量力而行,把保基本理念贯穿始终,科学合理确定保障范围和标准,纠正过度保障和保障不足问题,提高基金统筹共济能力,防范和化解基金运行风险。④坚持系统集成、协同高效。准确把握医疗保障各方面之间、医疗保障领域和相关领域之间改革的联系,建立基本医疗体系、基本医保制度相互适应的机制,统筹谋划,协调推进,汇聚改革合力,推动医疗保障改革取得更大突破。⑤坚持精细管理、优质服务。深入推进医保领域“放管服”改革,加强管理服务能力建设,优化定点医药机构管理,健全基金监管长效体制机制。⑥坚持传统服务方式和智能化应用创新并行,为群众提供更贴心、更暖心的服务。坚持共享共治、多方参与。促进多层次医疗保障有序衔接、共同发展,形成政府、市场、社会协同保障的格局。强化多主体协商共治,调动各方面积极性,凝聚改革发展共识,提高医疗保障治理水平。

全民医疗保障规划的发展目标是到2025年,医疗保障制度更加成熟定型,基本完成待遇保障、筹资运行、医保支付、基金监管等重要机制和医药服务供给、医保管理服务等关键领域的改革任务,医疗保障政策规范化、管理精细化、服务便捷化、改革协同化程度明显提升。

第一,建设公平医保。基本医疗保障更加公平普惠,各方责任更加均衡,保障范围和标准与经济社会发展水平更加适应,公共服务更加可及,制度间、人群间、区域间差距逐步缩小,医疗保障再分配功能持续强化。

第二,建设法治医保。医疗保障制度法定化程度明显提升,定点医药机构管理更加透明高效,基金监管制度体系更加完善,行政执法更加规范,全社会医保法治观念明显增强。

第三,建设安全医保。基金运行更加安全稳健,信息安全管理持续强化,防范和化解因病致贫返贫长效机制基本建立,医疗保障安全网更加密实。

第四,建设智慧医保。医疗保障信息化水平显著提升,全国统一的医疗保障信息平台全面建成,“互联网+医疗健康”医保服务不断完善,医保大数据和智能监控全面应用,医保电子凭证普遍推广,就医结算更加便捷。

第五,建设协同医保。医疗保障和医药服务高质量协同发展,医保支付机制更加管用高效,以市场为主导的医药价格和采购机制更加完善,医疗服务价格调整更加灵敏有度。

展望2035年,基本医疗保障制度更加规范统一,多层次医疗保障体系更加完善,医疗保障公共服务体系更加健全,医保、医疗、医药协同治理格局总体形成,中国特色医疗保障制度优越性得到充分显现,全民医疗保障向全民健康保障积极迈进。

健全多层次医疗保障制度体系包括坚持公平适度、稳健运行,持续完善的基本医疗保障制度。鼓励支持商业健康保险、慈善捐赠、医疗互助等协调发展。

第一,提升基本医疗保险参保质量。

依法依规分类参保。职工医保覆盖用人单位及其职工,城乡居民医保覆盖除职工医保应参保人员以外的其他所有城乡居民。灵活就业人员可根据自身实际,以合适方式参加基本医疗保险。完善灵活就业人员参保缴费方式,放开对灵活就业人员参保的户籍限制。落实困难群众分类资助参保政策。

实施精准参保扩面。建立健全医疗保障部门与教育、公安、民政、人力资源社会保障、卫生健康、税务、市场监管、乡村振兴、残联等部门和单位的数据共享机制,加强数据比对,完善覆盖全民的参保数据库,实现参保信息实时动态查询。落实全民参保计划,积极推动职工和城乡居民在常住地、就业地参保,避免重复参保,巩固提高参保覆盖率。

优化参保缴费服务。深化医疗保险费征收体制改革，提高征缴效率。优化城乡居民参保缴费服务，积极发挥乡镇（街道）在参保征缴中的作用，加强医疗保障、税务部门和商业银行等采用“线上+线下”的合作方式，丰富参保缴费便民渠道。做好跨统筹地区参保人员基本医疗保险关系转移接续工作。

第二，完善基本医疗保障待遇保障机制。

促进基本医疗保险公平统一。完善职工医保与城乡居民医保分类保障机制，基金分别建账、分账核算。巩固提高基本医疗保险统筹层次，基本统一全国基本医疗保险用药范围，规范医保支付政策确定办法。坚持基本定位，建立健全医疗保障待遇清单制度，确定基本保障内涵，厘清待遇支付边界，明确政策调整权限，规范政策制定流程。

合理确定待遇保障水平。根据经济社会发展水平和基金承受能力，稳定基本医疗保险住院待遇，稳步提高门诊待遇，做好门诊待遇和住院待遇的统筹衔接。健全职工医保门诊共济保障机制，改革职工医保个人账户。完善城乡居民医保门诊保障政策，逐步提高保障水平。完善城乡居民“两病”门诊用药保障机制，推进“两病”早诊早治、医防融合。

规范补充医疗保险。完善和规范城乡居民大病保险制度，加强与基本医疗保险和医疗救助的衔接，提高保障能力和精准度。逐步规范职工大额医疗费用补助、企业补充医疗保险等制度。

统一规范医疗救助制度。建立救助对象及时精准识别机制。实施分层分类救助，规范救助费用范围，合理确定救助标准。建立健全防范和化解因病致贫返贫长效机制，协同实施大病专项救治，积极引导慈善等社会力量参与救助保障，强化互联网个人大病求助平台监管，促进医疗救助与其他社会救助制度的衔接。完善疾病应急救助管理运行机制，确保需急救的急重危伤病患者不因费用问题影响及时救治。

有效衔接乡村振兴战略。巩固拓展医保脱贫攻坚成果，实现由集中资源支持脱贫攻坚向基本医疗保险、大病保险、医疗救助三重制度常态化保障平稳过渡。分类优化医疗保障综合帮扶政策，坚决治理过度保障，将脱贫攻坚期地方自行开展的其他医疗保障扶贫措施资金逐步统一并入医疗救助基金。综合施策降低农村低收入人口看病就医成本,引导合理诊疗,促进有序就医,整体提升农村医疗保障和健康管理水平。

健全重大疫情医疗保障机制。在突发疫情等紧急情况时,确保医疗机构先救治、后收费,确保患者不因费用问题影响就医。探索建立重大疫情特殊群体、特定疾病医药费豁免制度,有针对性地免除医保目录、支付限额、用药量等限制性条款,减轻困难群众就医的后顾之忧。统筹医保基金和公共卫生服务资金使用,对基层医疗机构实施差别化支付政策,实现公共卫生服务和医疗服务有效衔接。

完善生育保险政策措施。继续做好生育保险对参保女职工生育医疗费用、生育津贴等待遇的保障,规范生育医疗费用支付管理,推进生育医疗费用支付方式改革,住院分娩按病种支付,产前检查按人头支付,控制生育医疗费用不合理增长,降低生育成本,提高生育保险与职工医保合并实施成效。继续做好城乡居民医保参保人员生育医疗费用待遇保障。

第三,优化基本医疗保障筹资机制。

完善责任均衡的多元筹资机制。均衡个人、用人单位和政府三方筹资责任。建立基准费率制度,合理确定费率,研究规范缴费基数。提高统筹基金在职工基本医疗保险基金中的比重。完善城乡居民医保筹资政策,研究建立缴费与经济社会发展水平和居民人均可支配收入挂钩的机制,优化个人缴费和政府补助结构。拓宽医疗救助筹资渠道,鼓励社会捐赠等多渠道筹资。加强财政对医疗救助的投入。

提高基金统筹层次。按照制度政策统一、基金统收统支、管理服务一体的标准,全面做实基本医疗保险市地级统筹。按照政策统一规范、基金调剂平衡、完善分级管理、强化预算考核、提升管理服务的方向,推动省级统筹。完善提高统筹层次的配套政策,夯实分级管理责任,强化就医管理和医疗服务监管。推动医疗救助统筹层次与基本医疗保险统筹层次相协调。建立健全与医疗保障统筹层次相适应的管理体系,探索推进市地级以下医疗保障部门垂直管理。

提升基金预算管理水平。科学编制医疗保障基金收支预算。加强预算执行监督，全面实施预算绩效管理，强化绩效监控、评价和结果运用。加强基金精算管理，构建收支平衡机制，建立健全基金运行风险评估预警机制，促进基金中长期可持续。探索开展跨区域基金预算试点。

第四，鼓励商业健康保险发展。

鼓励产品创新。鼓励商业保险机构提供医疗、疾病、康复、照护、生育等多领域的综合性健康保险产品和服务，逐步将医疗新技术、新药品、新器械应用纳入商业健康保险保障范围。支持商业保险机构与中医药机构合作开展健康管理服务，开发中医“治未病”等保险产品。更加注重发挥商业医疗保险作用，引导商业保险机构创新完善保障内容，提高保障水平和服务能力。

完善支持政策。厘清基本医疗保险责任边界，支持商业保险机构开发与基本医疗保险相衔接的商业健康保险产品，更好地覆盖基本医保不予支付的费用。按规定探索推进医疗保障信息平台与商业健康保险信息平台信息共享。

加强监督管理。规范商业保险机构承办大病保险的业务，建立并完善参与基本医疗保险经办的商业保险机构绩效评价机制。落实行业监管部门责任，加强市场行为监管，突出商业健康保险产品设计、销售、赔付等关键环节监管。

第五，支持医疗互助有序发展。

更好发挥医疗互助低成本、低缴费、广覆盖、广受益的优势，加强制度建设，强化监督管理，规范医疗互助发展。加强医疗互助与职工医保的衔接，依托全国统一的医疗保障信息平台，推动医疗保障与医疗互助信息共享，充分发挥医疗保险和医疗互助的协同效应。坚持职工医疗互助的互济性和非营利性，推动科学设计、规范运营，更好地减轻职工医疗费用负担，提高服务保障能力。

第六，稳步建立长期护理保险制度。

适应我国经济社会发展水平和老龄化发展趋势，构建长期护理保险制度政策框架，协同促进长期照护服务体系建设。从职工医保参保人群起步，重点解决重度失能人员基本护理保障需求。探索建立互助共济、责任共担的多渠道筹资机制,参加长期护理保险的职工筹资以单位和个人缴费为主,形成与经济社会发展和保障水平相适应的筹资动态调整机制。建立公平适度的待遇保障机制,合理确定待遇保障范围和基金支付水平。制定全国统一的长期护理保险失能等级评估标准,建立并完善长期护理保险需求认定、等级评定等标准体系和管理办法,明确长期护理保险基本保障项目。做好与经济困难的高龄、失能老年人补贴以及重度残疾人护理补贴等政策的衔接。健全长期护理保险经办服务体系。完善管理服务机制,引入社会力量参与长期护理保险经办服务。鼓励商业保险机构开发商业长期护理保险产品。

优化医疗保障协同治理体系包括发挥医保支付、价格管理、基金监管综合功能,促进医疗保障与医疗服务体系良性互动,使人民群众享有高质量、有效率、能负担的医药服务和更加优质便捷的医疗保障。

第一,持续优化医疗保障支付机制。

完善医保药品目录调整机制。立足基金承受能力,适应群众基本医疗需求、临床技术进步需要,建立并完善医保药品目录调整规则及指标体系,动态调整优化医保药品目录,及时将临床价值高、患者获益明显、经济性评价优良的药品按程序纳入医保支付范围。将符合条件的中药按规定纳入医保支付范围。健全医保药品评价机制,加强医保药品目录落地情况监测和创新药评价,支持药品创新,提高谈判药品可及性。建立健全医保药品支付标准,从谈判药品、集中带量采购药品和“两病”患者用药支付标准切入,逐步衔接医保药品目录管理和支付标准。

加强医保医用耗材管理。建立医保医用耗材准入制度,制定医保医用耗材目录。探索制定医用耗材医保支付标准,引导规范医疗服务行为,促进医用耗材合理使用。

提升医疗服务项目管理水平。完善医保医疗服务项目范围管理,明确医疗服务项目医保准入、支付、监管政策,规范医疗服务行为。在规范明细、统一内涵的基础上,逐步建立科学、公正、透明的医疗服务项目准入和动态调整机制,促进医疗服务新技术有序发展。支持将符合条件的中医医疗服务项目按规定纳入医保支付范围。

持续深化医保支付方式改革。在全国范围内普遍实施以按病种付费为主的多元复合式医保支付方式，推进区域医保基金总额预算点数法改革，引导医疗机构合理诊疗，提高医保资金使用效能。制定医保基金总额预算管理、按床日付费、按人头付费等技术规范。完善紧密型医疗联合体医保支付政策。深化门诊支付方式改革，规范门诊付费基本单元，逐步形成以服务能力、服务项目、服务量为基础的支付方式。引导合理就医，促进基层首诊。探索符合中医药特点的医保支付方式，发布中医优势病种，鼓励实行中西医同病同效同价，引导基层医疗机构提供适宜的中医药服务。制定完善不同支付方式经办规程。探索医疗服务与药品分开支付。

健全对定点医药机构的预算分配机制。坚持“以收定支、收支平衡、略有结余”的总额预算编制原则，统筹考虑住院与门诊保障、药品（医用耗材）与医疗服务支付、地区内就医与转外就医等情况，完善分项分类预算管理办法，健全预算和结算管理机制。支持有条件的地区医保经办机构按协议约定向医疗机构预付部分医保资金，提高医保基金使用绩效。

加强医保定点管理。全面实施医疗保障定点医疗机构、医疗保障定点零售药店管理办法。优化定点管理流程，扩大定点覆盖面，将更多符合条件的基层医疗机构纳入医保定点范围。加强考核监督，完善定点医药机构绩效考核，制定针对不同支付方式的医疗服务行为监督管理办法，推动定点管理与医疗质量、协议履行相挂钩。

第二，改革完善医药价格形成机制。

深化药品和医用耗材集中带量采购制度改革。常态化、制度化实施国家组织药品集中带量采购，持续扩大国家组织高值医用耗材集中带量采购范围。强化对集中采购机构的统一指导，规范地方开展集中带量采购，形成国家、省级、跨地区联盟采购相互配合、协同推进的工作格局。建立以医保支付为基础，招标、采购、交易、结算、监督一体化的省级集中采购平台。推进并规范医保基金与医药企业直接结算，完善医保支付标准与集中采购价格协同机制。完善与集中带量采购相配套的激励约束机制，落实医保资金结余留用政策，推动集中带量采购成为公立医疗机构医药采购的主导模式，鼓励社会办医疗机构、定点零售药店参与集中带量采购。

完善药品和医用耗材价格治理机制。全面建立公立医疗机构药品和医用耗材采购价格信息监测机制、交易价格信息共享机制，提升对药品和医用耗材价格异常变动的分析预警应对能力。强化药品和医用耗材价格常态化监管，实施全国医药价格监测工程，全面落实医药价格和招采信用评价制度，灵活运用成本调查、函询约谈、信用评价、信息披露、价格指数、挂网规则等管理工具，遏制药品和医用耗材价格虚高，兼顾企业合理利润，促进医药行业高质量发展。

稳妥有序试点医疗服务价格改革。加强医疗服务价格宏观管理，完善定调价规则，改革优化定调价程序，探索适应经济社会发展、更好发挥政府作用、医疗机构充分参与、体现技术劳务价值的医疗服务价格形成机制。开展深化医疗服务价格改革试点，形成可复制的改革经验并有序推广。制定完善医疗服务价格项目编制规范，分类整合现行价格项目，健全医疗服务价格项目进入和退出机制，简化新增医疗服务价格申报流程，加快受理审核，促进医疗技术创新发展和临床应用。探索完善药学类医疗服务价格项目。健全上门提供医疗服务的价格政策。完善公立医疗机构价格监测，编制医疗服务价格指数，探索建立灵敏有度的动态调整机制，发挥价格合理补偿功能，稳定调价预期。加强总量调控、分类管理、考核激励、综合配套，提高医疗服务价格治理的社会化、标准化、智能化水平。

第三，加快健全基金监管体制机制。

建立健全监督检查制度。建立并完善日常巡查、专项检查、飞行检查、重点检查、专家审查等相结合的多形式检查制度，健全“双随机、一公开”检查机制，规范不同检查形式的对象、内容、工作要求和流程，明确各方权利义务，确保公开、公平、公正。完善部门联动机制，开展联合检查，形成监管合力。引入信息技术服务机构、会计师事务所、商业保险机构等第三方力量参与医保基金监管，提升监管的专业性、精准性、效益性。

全面建立智能监控制度。提升医保智能监管能力，积极探索将按疾病诊断相关分组付费、按病种分值付费等新型支付方式、“互联网+医疗健康”等新模式、长期护理保险等纳入智能监控范围，实现智能审核全覆盖，加强对定点医疗机构临床诊疗行为的引导和审核，实现基金监管从人工抽单审核向大数据全方位、全流程、全环节智能监控转变。

建立医疗保障信用管理体系。完善医疗保障信用管理制度，形成信用承诺、信用评价、信息共享、结果公开、结果应用、信用修复等全链条闭环式信用监管，推动实施分级分类监管。在充分掌握信用信息、综合研判信用状况基础上，根据信用等级高低，对监管对象采取差异化监管措施。以相关处理结果为依据，按程序将性质恶劣、情节严重、社会危害大的医疗保障违法失信行为的责任主体纳入严重失信主体名单，依法依规开展失信联合惩戒。建立药品和医用耗材生产流通企业等信用承诺制度，鼓励行业协会开展自律建设，促进行业规范发展。

健全综合监管制度。适应医疗保障管理服务特点，建立并完善部门间相互配合、协同监管的综合监管制度。大力推进部门联合执法、信息共享和互联互通，促进监管结果协同运用。对查实的欺诈骗保行为，各相关部门按照职责权限对有关单位和个人依规依纪依法严肃处理。加强基金监管行政执法与刑事司法有效衔接，按程序向公安机关移送涉嫌犯罪案件。

完善社会监督制度。广泛动员社会各界参与医疗保障基金监管，协同构建基金安全防线，促进形成社会监督的良好态势，实现政府治理和社会监督、舆论监督良性互动。健全欺诈骗保行为举报投诉奖励机制，完善奖励政策和奖励标准。健全完善要情报告制度，用好基金监管曝光台，做好医保基金监管典型案例的收集遴选和公开通报。医疗保障经办机构定期向社会公布参加基本医疗保险情况以及基金收入、支出、结余和收益情况，接受社会监督。

第四，协同建设高效的医药服务供给体系。

优化提升医疗卫生服务体系。完善区域卫生规划和医疗机构设置规划，健全城市三级医院、县级医院和基层医疗卫生机构分工协作的现代医疗卫生服务体系，支持整合型医疗卫生服务体系建设，加强分级诊疗体系建设，推进基层医疗卫生机构发展，促进基层医疗卫生服务有效利用和患者有序就医。促进定点医药机构行业行为规范、成本控制和行业自律。支持中医药传承创新发展，强化中医药在疾病预防治疗中的作用，推广中医“治未病”干预方案。支持儿科、老年医学科、精神心理科和康复、护理等紧缺医疗服务发展。鼓励日间手术、多学科诊疗、无痛诊疗等医疗服务发展。完善检查检验政策，推进医疗机构检查检验结果互认。支持远程医疗服务、互联网诊疗服务、互联网药品配送、上门护理服务等医疗卫生服务新模式新业态有序发展，促进人工智能等新技术的合理运用。

提高医药产品供应和安全保障能力。深化审评审批制度改革，鼓励药品创新发展，加快新药好药上市，促进群众急需的新药和医疗器械研发使用。稳步推进仿制药质量和疗效一致性评价。分步实施医疗器械唯一标识制度，拓展医疗器械唯一标识在卫生健康、医疗保障等领域的衔接应用。加强药品监管，有序推进药品追溯体系建设。健全短缺药品监测预警和分级应对体系，加大对原料药垄断等违法行为的执法力度，进一步做好短缺药品保供稳价。逐步建立中标生产企业应急储备、库存和产能报告制度，保障集中采购药品供应。支持药店连锁化、专业化、数字化发展，更好地发挥药店独特优势和药师作用。依托全国统一的医疗保障信息平台，支持电子处方流转。

强化协商共治机制。健全医疗保障部门、参保人代表、医院协会、医师协会、药师协会、护理学会、药品上市许可持有人、药品生产流通企业等参加的协商机制，构建多方利益协调的新格局，推动政策制定更加精准高效。

构筑坚实的医疗保障服务支撑体系。聚焦群众就医和医保需求，深入推进“放管服”改革，补短板、堵漏洞、强弱项，着力健全经办管理服务体系，提升医疗保障基础支撑能力，不断增强服务效能。

第一，健全医疗保障公共服务体系。

加强经办管理服务体系建设。建立统一规范的医疗保障公共服务和稽核监管标准体系。统一经办规程，规范服务标识、窗口设置、服务事项、服务流程、服务时限,推进标准化窗口和示范点建设。建立覆盖省、市、县、乡镇(街道)、村(社区)的医疗保障服务网络。依托乡镇(街道)政务服务中心、村(社区)综合服务中心,加强医疗保障经办力量,大力推进服务下沉。在经办力量配置不足地区,可通过政府购买服务等方式,补齐基层医疗保障公共管理服务能力配置短板。加强医疗保障经办管理服务机构内控机制建设,落实协议管理、费用监控、稽查审核责任。建立绩效评价、考核激励、风险防范机制,提高经办管理服务能力和效率。

提升服务质量。坚持传统服务方式和新型服务方式"两条腿"走路,为参保群众提供优质服务,推进政务服务事项网上办理,健全多种形式的医疗保障公共管理服务。实现医疗保障热线服务与12345政务服务便民热线相衔接,探索实施"视频办"。建立健全跨区域医疗保障管理服务协作机制,推进高频医疗保障政务服务事项跨省通办落地实施。健全政务服务"好差评"制度,制定与医疗保障发展相适应的政务服务评价标准体系和评价结果应用管理办法。

完善异地就医直接结算服务。加强国家异地就医结算能力建设,实现全国统一的异地就医备案,扩大异地就医直接结算范围,逐步实现住院、门诊费用线上线下一体化的异地就医结算服务。健全完善医保协议管理。简化优化定点医药机构专业评估、协商谈判程序,制定并定期修订医疗保障服务协议范本,加强事中、事后监管。建立健全跨区域就医协议管理机制。合理确定统筹地区定点医药服务资源配置。

探索经办治理机制创新。推进经办管理服务与各地政务服务、网上政务服务平台衔接,鼓励商业保险机构等社会力量参与经办管理服务。加强定点医疗机构医保职能部门建设,发挥其联结医保服务与医院管理的纽带作用,加强定点医疗机构医保精细化管理,提升医疗卫生服务与医疗保障服务的关联度和协调性。

更好地服务于重大区域发展战略及高水平对外开放。推动重点区域医疗保障合作,提升区域医疗保障一体化发展水平。开展医疗保障领域对外交流合作,积极宣传医疗保障中国方案,为推动构建人类卫生健康共同体贡献中国智慧。

第二,强化法治支撑。

建立健全法律法规体系。推进医疗保障法立法工作,夯实医疗保障事业改革和发展的法治基础。深入实施《医疗保障基金使用监督管理条例》。制定药品价格管理办法等规章,做好相关释义及解释。

规范医疗保障行政执法。完善权责清单、执法事项清单、服务清单,制定全国统一的行政处罚程序规定,规范执法文书样式、行政执法指引,约束行政执法自由裁量权。规范执法行为,改进执法方式,加强执法监督,建立健全医疗保障行政执法公示、执法全过程记录、重大执法决定法制审核等制度。健全行政复议案件处理工作机制。

第三,推动安全发展。

强化基金管理。全面实施基金运行监控,提高基金管理水平,防范系统性风险,促进基金运行区域平衡。全面开展统筹地区基金运行评价,压实统筹地区管理责任。

确保数据安全。落实数据分级、分类管理要求,制定医疗保障数据安全管理办法,规范数据管理和应用,依法保护参保人员基本信息和数据安全。强化医疗保障信息基础设施建设,维护信息平台运行安全。

加强内部控制。梳理医疗保障内部管理和职权运行风险点,建立健全流程控制、风险评估、运行监控、内部监督等内部控制工作机制,及时发现并有效防范化解安全隐患,确保不发生重大安全问题。强化责任追究,促进内控机制有效运行。

第四,加快医保信息化建设。

全面建成全国统一的医疗保障信息平台。持续优化运行维护体系和安全管理体系,完善平台功能。依托全国统一的医疗保障信息平台,建立救助患者医疗费用信息共享机制。有效发挥国家智慧医保实验室的作用。通过全国一体化政务服务平台,实现跨地区、跨部门数据共享,做好医疗保障数据分级分类管理,探索建立医疗保障部门与卫生健康、药监等部门信息共享机制。

完善"互联网+医疗健康"医保管理服务。完善"互联网+医疗健康"医保服务定点协议管理,健全"互联网+"医疗服务价格和医保支付政策,将医保管理服务延伸到“互联网+医疗健康”医疗行为，形成比较完善的“互联网+医疗健康”医保政策体系、服务体系和评价体系。

提升医疗保障大数据综合治理能力。发挥全国统一的医疗保障信息平台优势，加强对医疗保障基础信息数据、结算数据、定点医药机构管理数据的采集、存储、清洗、使用，完善部门数据协同共享机制，探索多维度数据校验，提升精细化治理水平，提高医药资源配置效率。

第五，健全标准化体系。

完善标准化工作基础。建立上下联动、部门合作、职责分明的标准化工作机制，推进医疗保障部门与人力资源社会保障、卫生健康、银保监、药监等部门的工作衔接。推动医疗保障标准在规范执业行为和促进行业自律等方面更好地发挥作用。强化标准实施与监督。向定点医药机构提供标准服务。

加强重点领域标准化工作。统一医疗保障业务标准和技术标准，制定基础共性标准清单、管理工作标准清单、公共服务标准清单、评价监督标准清单，组建各类标准咨询专家团队。

健全标准化工作体制机制。组建全国医疗保障标准化技术委员会，建设高水平医疗保障标准化智库。强化医疗保障标准日常管理维护，完善落地应用长效机制。健全医保信息业务编码信息维护、审核、公示、发布的常态化工作机制。

做好规划实施。各地区、各有关部门要始终在思想上、政治上、行动上同以习近平同志为核心的党中央保持高度一致，增强“四个意识”、坚定“四个自信”、做到“两个维护”，确保医疗保障工作始终坚持正确政治方向，确保本规划各项任务落实到位。

第一，健全实施机制。

建立健全国家和省两级医疗保障规划体系，加强两级规划衔接，确保全国医疗保障规划一盘棋。建立规划实施机制，做好规划重点任务分解，明确责任单位、实施时间表和路线图，提升规划实施效能。组织开展规划实施评估，监测重点任务进展、主要指标完成情况，及时完善优化政策。

第二，强化能力建设。

加强医疗保障人才队伍建设，培养高素质专业化人才，鼓励高等院校、科研院所等与医疗保障部门开展合作，加强智库建设和人才支撑。实施医疗保障干部全员培训，开展多种形式挂职交流。建立体现医疗保障领域特点的人才评价机制，加大对先进单位和个人的表彰力度。

第三，营造良好氛围。

做好政府信息公开和新闻发布，及时准确发布权威信息，引导社会舆论，增进各方共识。开展多种形式的医保普法宣传活动，增强全社会医保法治意识，提高政策知晓度，营造医保、医疗、医药协同改革的良好氛围，为深化医疗保障制度改革创造良好舆论环境。

(3)城乡发展之间存在的失衡问题

二元经济社会结构仍很突出。我国虽然已经进入工业反哺农业、城市支持农村的发展阶段，但是反哺与支持的力度与当年农业、农村对城市、工业的扶持不可同日而语。工业化和城市化的推进，并没能适应农业和农村的发展需要，其对农业发展和农村建设的带动、辐射作用并不明显，农业和农村仍然处在资金投入少、社会化程度低和产出效益不高的状态。

农业劳动力转移依然相对困难。近几年，中国沿海发达地区的经济发展正逐步向资本密集型、技术密集型与知识密集型转变，非农产业就业对劳动者文化素质和劳动技能都提出了更高要求，没有知识与技术特长的农村劳动力已经逐渐在非农产业劳动力市场上失去竞争力，择业范围越来越狭小，转移农村剩余劳动力的难度越来越大。

城乡居民收入差距仍然较大。改革开放以来，中国经济社会发展进入高速发展期，并取得了一系列显著成就。自党中央提出统筹城乡发展以来，连续出台了多项促进农业、农村发展的利好政策，城乡差距虽然在缩小，但是仍然存在着一定的差距。

（二）我国医疗保障制度的发展历程

1.职工基本医疗保险制度的建立与发展

（1）创建维持期

我国职工医保的创建可以追溯到中华人民共和国成立初期的公费医疗制度和劳保医疗制度，由这两种医疗保险制度构成的传统职工医疗保障体系，适应了当时高度集中的计划经济体制，解决了国家机关、事业单位、企业职工的看病就医问题，在我国历史上对防病治病、保障职工身体健康和维护社会稳定方面曾经发挥过重大的作用。

公费医疗制度的建立和演变。1952年6月，政务院发布《关于全国各级人民政府、党派、团体及所属事业单位的国家工作人员实行公费医疗预防的指示》，标志着公费医疗制度的建立。公费医疗主要面向各级国家机关、党派、团体以及文化、教育、卫生、经济建设等事业单位的国家工作人员、离退休人员以及革命残废军人，是一种免费治疗和预防疾病的医疗福利制度。其中，公费医疗制度的经费源自于国家的财政预算拨款，由各级卫生行政部门按照各单位的在编工作人员人数比例从公费医疗经费项目中列支，采取专款专用、单位统一使用的原则。国家通过综合考量职工的实际医疗服务需求和财政实力等因素，确立经费开支的具体标准，以及每人每年享受公费医疗待遇的预算定额。

劳保医疗制度的建立与演变。劳保医疗制度始建于中华人民共和国成立初期，主要保障对象是实行劳动保险的企业职工及其家属，包括国营企业的职工及其供养的直系亲属、县以上城镇集体所有制企业职工及其供养的直系亲属。此外，一部分乡镇企业也可参照劳动保险条例向其职工及其供养的直系亲属提供劳保医疗待遇。劳保医疗制度是一项保障伤病医疗及疾病预防的免费医疗保险制度，其保险项目和待遇标准与公费医疗基本相同，仅是在管理体制、经费来源和开支范围上有所不同。第一，劳保医疗制度是由企业自行管理的，其经费按照企业在岗职工工资总额的一定比例连同职工福利基金一并提取；第二，参加劳保医疗制度的职工及其亲属患病，仅能在本企业自办的医疗机构或指定的社会医疗机构就医，职工可享受基本免费的医疗待遇，亲属则可享受半免费的医疗待遇；第三，不同企业之间，劳保医疗保险费用不能统筹调剂使用，这是一种典型的企业自我保障类型的医保制度，类似于现在美国的商业医疗保险模式。在建立劳保医疗制度之后，国家和企业由于报销范围广、报销比例高等问题，产生了药品浪费、费用严重超支等道德风险。在此之后，劳动部和全国总工会对劳保医疗制度作了一些相应的调整，其中包括加大职工个人的医疗负担，抑制医疗费用的不正常支出等一系列改进的措施。

（2）调整期

1957年1月11日，国务院颁发了《关于职工生活方面若干问题的指示》，要求卫生部门和企业、事业机关都应该注意改善职工疾病防治工作，改进医疗服务设施，提高疾病防治效率。在此指示后，政府部门出台了包括规范报销范围在内的一系列调整政策以加强劳保医疗和公费医疗的管理。1957年3月，国务院批准了劳动部、财政部、全国总工会的《关于整顿现行附加工资提取办法的报告》，重新规范了医疗费的提取比例。规定重工业、森林工业部门比例为5.5%；贸易部门为4.5%，全国平均为5.09%。1965年10月27日，卫生部、财政部又进一步发出《关于改进公费医疗管理制度的通知》。1966年4月15日劳动部、全国总工会联合颁发《关于改进职工劳保医疗制度几个问题的通知》，通知中明确规定了企业职工患病或非因工负伤期间的治疗费用、膳食费用负担，供养直系亲属患病医疗和企业职工实行计划生育进行手术时的费用负担。

（3）改革试点时期

1978年改革开放以后，中国进入了以经济建设为中心的新时期。随着中国经济体制改革的推进，20世纪80年代后一些地方开始积极探索一些改革办法，如政府部门开始尝试社会统筹与个人账户相结合的模式，让职工分担医疗费用，或者在工资中直接发放有限数额的医疗补贴后不再报销职工的医疗费用等。1989年3月4日国务院批转了《国家体改委关于一九八九年经济体制改革要点》的重要文件，决定首先在丹东、四平、黄石、株洲四个城市推行医疗保险制度的改革试点。1994年，国家体改委、财政部、劳动部、卫生部联合颁布了《关于职工医疗制度改革的试点意见》，意见决定将江西省九江市和江苏省镇江市作为职工医保制度改革的试点地区，并将探索建立“统账结合”的社会医疗保险制度作为此次试点的核心内容。1996年，国务院又决定在“两江试点”基础上进一步扩大改革试点范围，将试点范围推广到全国的20多个省区的40多个城市，包括海南、深圳、青岛、烟台等“统账结合”方式的试点地区和上海等从住院医疗保险起步，再逐步建立个人账户的地区。

（4）城镇职工医疗保险制度建立时期

在充分总结全国各地医疗保险多模式改革试点经验的基础上，国务院于1998年12月发布了《关于建立城镇职工基本医疗保险制度的决定》。决定要求在全国范围内建立起覆盖全体城镇职工的基本医疗保险制度，并给出了明确的改革目标与政策框架，这标志着中国职工医保制度的改革进入了“低水平、广覆盖、共同负担、统账结合”的发展阶段。1999年，劳动和社会保障部等主管部委又联合发布了一系列相关的意见和办法，使得职工医保的运行日趋规范。至此，我国职工医保制度从传统的国家和单位保障的“公费医疗”和“劳保医疗”转向由国家、单位和个人共同负担的“统账结合”式社会医疗保险制度。

2. 新型农村合作医疗保险制度的建立与发展

（1）我国传统合作医疗制度的历史

传统的合作医疗制度是以“公办民助”的形式建立起来的为农村居民提供基本医疗卫生保健服务的医疗互助共济制度。合作医疗在帮助农民获得基本医疗服务、落实预防保健任务、防止因病致贫等方面具有重要作用，曾经是适合我国国情、农情、地情的有效医疗保健形式，并且受到世界卫生组织和世界银行的高度赞扬，被誉为是发展中国家解决群众卫生问题的唯一范例。

（2）新型农村合作医疗的建立及运行现状

2002年，中共中央、国务院颁布了《关于进一步加强农村卫生工作的决定》，在决定中明确提出了要逐步建立新型农村合作医疗制度，也就是新型农村合作医疗。2003年初，卫生部、财政部、农业部下发的《关于建立新型农村合作医疗制度的意见》被国务院办公厅转发，从而进一步明确了新农合制度的建立必须从实际出发，并通过试点总结经验，不断完善，稳步发展。此外，意见还提出从2003年起在各省、自治区、直辖市至少选择2～3个县(市)进行试点的要求，在试点地区取得经验后再向全国逐步推广。在此基础上，国务院将浙江、湖北、云南、吉林四个省设立为试点省，在试点省中各选取一个县作为全国的试点重点监测。经过两年多的试点后，新农合制度试点工作逐渐在全国铺开。在2006年1月，卫生部等7部委联合下发《关于加快推进新型农村合作医疗试点工作的通知》，决定扩大新农合试点范围，加快推进和不断完善新农合。新农合制度是在传统合作医疗的基础上建立的，与传统合作医疗相比，更符合中国的现实国情，具有其自身的特点和优点。

新农合的组织管理。新农合制度一般以县(市)为统筹单位，建立由县级、乡(镇)级、村级三级医疗机构构成的管理体系。由县级人民政府组织相关部门和参合农民代表成立合作医疗管理委员会，并在合作医疗管理委员会下设经办机构来负责具体的业务经办工作。此外，省、地级人民政府设有农村合作医疗协调小组，并根据需要在乡(镇)设立派出机构(人员)或委托有关机构管理。各级卫生行政部门内还设立了专门的农村合作医疗管理机构，主要负责决策实施方案、监督基金管理组织及定点医疗服务机构、协调各部门开展工作等。按照具体经办合作医疗基金支付业务的部门来划分，新农合制度主要有以下三种管理模式：一是合作医疗管理中心经办，这一模式约占94%；二是社保结算中心经办，这一模式约占2%，主要分布在东部农业人口较少的地区；三是商业保险公司代理结算业务，这一模式约占4%，主要分布在东部一些地区。

新农合的筹资机制。新农合实行个人缴费、集体扶持和政府资助相结合的筹资机制，明确了各级政府及农民个体的经济责任。在试点初期，中央政府对中西部地区除市区以外的参合农民给予人均10元/年的财政补助，地方政府给予不低于10元/(人·年)的财政补助，农民个人每年的缴费标准不低于10元。在随后的几年中，筹资标准得以逐步提高。

新农合的补偿模式。在补偿模式上突出以大病统筹为主，主要补助参合农民的大额医疗费用，各地可根据实际情况作出适当的调整。目前，合作医疗主要有单纯住院统筹、住院统筹加大病统筹、住院统筹加门诊家庭账户、住院统筹加门诊统筹四种补偿模式。其中，门诊统筹模式不但增强了农民的互助互济意识，还提高了门诊服务的利用率以及门诊基金的抗风险能力，因此得到了卫生部门的肯定，并逐步在全国范围内试点推广。因此，住院统筹加门诊统筹逐渐成了新农合制度的主要补偿模式。

新农合的基金管理。新农合基金由合作医疗管理委员会及其经办机构负责管理，实行专户管理。县级合作医疗管理办公室经同级财政部门批准，在具有资质的国有商业银行或农村信用社设立新农合基金收入户和支出户。在基金的运作程序上，实行收支两条线管理，切实做到基金的安全、封闭运行。此外，各级纪检、监察、财政、审计等部门成立合作医疗监督委员会，对基金的筹集、使用和管理定期或不定期地进行监督检查，对挤占、挪用、贪污合作医疗基金的单位和个人做相应处罚，确保基金的安全。

(3)新型农村合作医疗的试点运行情况

新农合制度从2003年开始试点之后，其试点范围不断扩大，试点区农民参合率逐年提高。在筹资上，中央在资金方面逐年加大财政支持力度。

3.城镇居民基本医疗保险制度的建立与发展

1998年我国开始建立职工医保制度，主要覆盖企业、机关、事业单位、社会团体、民办非企业单位的职工，之后又启动了新农合制度试点，主要覆盖农村居民，同时针对贫困人群又建立了城乡医疗救助制度。从制度构建来看，城镇非从业居民的医疗保障一直处于空白状态，并且我国历史上也没有独立的专门针对城镇居民的医疗保障制度。城镇居民的医疗问题只能依靠自我保障和家庭保障，只有少数人在患重大疾病时能通过医疗救助等途径得到政府帮助。根据第三次国家卫生服务调查显示，我国医疗保险覆盖率存在偏差，将近44.8%的城市居民没有任何医疗保障。

为满足城镇居民日益迫切的医疗保障需求，2007年国务院出台了《关于开展城镇居民基本医疗保险试点的指导意见》，就开展试点的目标、任务、基本原则、主要政策及组织实施办法等给出了详细的规定，并着手在我国经济社会条件允许的省市开展城镇居民医保的试点工作。继职工医保、新农合制度试点、农村和城市医疗救助制度后，建立覆盖城乡居民医疗保障体系的最后一块短板——城镇居民基本医疗保险制度。居民医保制度着眼于解决城镇非从业人员，特别是中小学生、少年儿童、老年人、残疾人等群体的看病就医问题，它是以科学发展观为指导，以提高全民医疗保障水平为目标，构建城乡一体化社会医疗保障体系的重要举措，在我国社会医疗保障事业发展过程中具有里程碑意义。随着这项制度的建立与发展，覆盖我国城乡居民的基本医疗保障体系基本形成。

（1）城镇居民基本医疗保险制度设计

居民医保参保对象主要是未纳入职工医保制度覆盖范围的大中小学生、少年儿童和其他非从业的城镇居民。居民医保基金主要由财政补助与城镇居民个人缴费共同建立，而具体的筹资标准则由各个地区根据当地城镇居民不同人群的发病率、住院费用、个人和政府承受能力等因素自行确定。居民医保基金主要用于支付参保城镇居民在医保范围内的门诊及住院医疗费用。统筹基金的具体支付范围，原则上与职工医保药品目录、诊疗项目和医疗服务设施范围目录等有关规定一致，但是由于居民医保筹资水平比职工医保筹资水平低，其支付比例也应低于职工医保的报销比例。为保证居民医保的可持续发展，建立居民医保连续参保、连续缴费的激励机制，医疗保险待遇标准与个人缴费年限挂钩。

（2）城镇居民基本医疗保险制度的运行现状

居民医保制度试点开局良好。2008年10月在全国范围内启动扩大试点工作，到2009年试点城市总数达到317个，参保人数达到11650万人。筹资标准上，2008年成人的人均筹资标准为245元，学生儿童的人均筹资标准为113元；成人的财政补贴标准为人均95.8元，学生儿童的财政补贴标准为82.0元，分别在平均筹资标准中占39.5%和73.15%。2022年底，基本医疗保险参保人数为134570万人。随着全国统一医保信息平台的上线，各省加大了数据治理比对，参保人数由于清理重复参保比上年同期减少1727万人，同比下降1.3%，参保覆盖面稳定在95%以上，参保质量持续提升。其中，参加职工医保人数为36242万人，比2021年底增加811万人，同比增长2.3%。在参加职工基本医疗保险人数中，在职职工26607万人，比2021年底增加500万人；退休职工为9636万人，比2021年底增加312万人。参加居民医保人数为98328万人，比2021年底减少2538万人，同比下降2.5%。2022年，基本医疗保险基金（含生育保险）总收入、总支出分别为30697.72亿元和24431.72亿元，年末基金累计结存42540.73亿元。职工基本医疗保险基金（含生育保险）收入为20637.18亿元，同比增长8.6%，其中征缴收入为19494.57亿元。基金支出为15158.30亿元，同比增长2.8%。职工基本医疗保险基金（含生育保险）年末累计结存为35003.83亿元，其中统筹基金累计结存为21470.04亿元，个人账户累计结存为13533.79亿元。城乡居民基本医疗保险基金收入为10060.55亿元，同比增长3.5%，支出为9273.42亿元，同比增长0.2%，年末累计结存为7536.90亿元。

二、我国统筹医疗保障制度的实践探索

（一）统筹城乡医疗保障的有利条件

第一，政府层面已向城乡统筹医疗社会保险取得了共识。早在十年前我国就明确提出了需要加强城乡经济的统筹发展，而城乡经济统筹发展中就包含了统筹医疗保险资源，并在之后的十年中采取了一系列方针政策进行探索。在2009年，国务院出台的有关深化医药卫生体制改革的意见，其中就明确提出需要加强城乡之间的医疗保障统筹工作。到了2012年，我国又继续对城乡医疗保险统筹工作进行了进一步细化，做出了更多有益的探索，这些探索所获得的经验都有助于推动城乡医疗保险统筹工作的发展。

第二，我国户籍制度改革正在稳步推进。众所周知，我国的城乡差别始于20世纪50年代，在1958年我国颁布了户口登记条例，正式确立了一套严格的户口管理制度。城乡之间按照户口身份执行不同的政策，城市居民与农村居民也被赋予了不同的权利和义务，城市与农村之间形成了不可逾越的鸿沟。自改革开放以来，我国经济社会迅速发展，城乡

户籍制度也被当前中国社会广泛批评视为福利以及身份的歧视，也造成了我国典型的二元经济结构。为了更好地消除社会不公，实现城乡一体化是大势所趋，而实施户籍制度改革是其中的关键所在。在2014年，我国国务院就已经开始有序推进户籍制度改革，提出创新人口管理政策，统筹一体化的城乡户口登记制度，取消农业户口与非农业户口之间的差距，这也标志着我国户籍制度改革方案开始全面落实。户籍制度改革消除了城乡的差距，同时也有助于促进城乡一体化发展，这一方案的实施也必将会促进城乡医疗保险体系的改革步伐进一步加快。

第三，统筹城乡医疗保险制度的积极探索。自2008年以来，我国一些地区就已经开始试行统一的城乡保险制度。目前我国已经拥有多个不同的省、自治区、直辖市，通过多种方式进行城乡医疗保险统一规划。例如，我国的广东省东莞市就已经实现了城乡和城镇的保险合并，我国江苏省苏州市也实行了城乡与城镇之间的保险接轨。这些地区的大胆改革，在统筹城乡医疗保险制度方面已经远远走在其他地区的前列，这些地区所探索出来的有益经验有助于推动全国范围内的城乡医疗保险制度改革，对于我国城乡医疗保险这个统筹规划具有非常重要的意义。

（二）统筹城乡医疗保障制度的路径选择

城乡医疗制度统筹与制度、机制、管理等多种因素有所关联，需要充分发挥政府、人力资源等多方力量，在经办操作、待遇标准、机构设置、绩效考核等多个方面实现城乡无缝衔接，从而真正实现城乡同步，促进医疗事业的稳健发展。

1.创新和完善城乡医疗制度

在城乡统筹医疗制度实施中，应积极克服身份界限，冲破以往城乡独立的医疗体制，通过创新和完善城乡医疗制度，使医疗保障体系变得更加合理，具体措施如下：首先，健全三项基金医疗保险制度，即职工医保、居民医保与新农合，扩大医疗保险的覆盖面积，使参保群体的待遇和水平得以提升；其次，加强三项基本医疗保险制度的整合，由于居民医保与新农合之间存在一定的共融共通特征，可借鉴川渝等地的做法，使城乡居民医保得以统一，形成两险种并列的保险格局；最后，对职工医保与居民医保进行整合，形成国民医保，构建统一化的医疗保障体系。

2.建立健全医疗管理机制

在医疗制度中，为了防止出现资源浪费、利益博弈等情况，使管理效率得到充分发挥，可通过建立健全医疗管理机制等方式，增强城乡医疗保障力度，真正做到基金平衡，高效管理。第一，在组织管理方面，可对医疗保障部门进行优化，以完善的组织结构提高医疗管理效率。第二，在基金管理方面，将医保基金融入社保基金中进行统一管理，并保持账目独立，严格遵循社保基金管理的相关要求。第三，在服务管理方面，首先通过构建社会化管理服务体系等方式，为广大参保人员提供更加贴心实在的服务；其次，构建信息支撑信息，为医保信息管理与管理指标统计提供技术支持；最后，应健全定点医疗服务体系，通过签订定点服务协议，规范药店管理等方式，使不同层次医疗资源的作用得到充分发挥。

3.加大医疗人才的培养力度

城乡医疗事业的发展离不开人才的支持，可采用定向培养模式，鼓励大学生投入基层医疗事业中，为医疗机构提供充足的人才支持；深入开挖医疗单位内在潜力，采用外部引进与内部培养相结合的方式，为内部医疗人员提供继续教育、进修深造的机会，使现有医疗人员的业务能力和水平得到显著提升；最后，加强市级医院与基层卫生机构的联系，派遣高技能、经验丰富的医师下乡支援，建立城乡卫生技术人员流动机制，为广大医疗人员提供交流和学习的平台，在互动中增长见识、积累经验，从而更好地为广大群众提供医疗服务。

（三）各地区医疗保障城乡统筹试点探索实践

在我国确定医疗保障城乡统筹的发展方向后，40余座城市进行了相关探索并建立了试点。其改革措施主要为制度等方面的合并，如建立信息平台、统一经办，对具体运行进行分析。可以为全国医疗保障城乡统筹发展路径提供借鉴。

1.成渝地区的探索

成都市与重庆市2007年便由国务院特批作为全国城乡统筹改革实验区，近年来，其做出了诸多探索。

"留点"与"撤点"。两个城市采用了不同的路径进行城乡统筹。成都市采用"撤点"方式,其突破人群界限,将乡村人员归入居民医保覆盖范围,组建了城乡居民医保,并和职工医保协同合作,构成该市医疗保障两大支柱。重庆市与之相反,采用"留点"方式,即保留新农合,将居民医保归入其中,精简了机构,减少了开支。

筹资与待遇统一。成渝两地根据民众收入,设计多个缴费层次,城乡居民结合自身经济等情况选择参保,政府依据不同层次给予补贴,整体缴费水平也会依相应形势发生变动,实现了相对公平。

一体化医疗管理。成都市组建医保管理局,重庆市统一经办机构,将多头工作一体化、制度化管理,政令统一。同时,两地分别建立信息交流系统,内部资源与信息充分共享与公开,办公效率显著提升。

2. 长三角地区的探索

长三角地区经济发达,近年来城市外来人口不断增多,其医保的接续面临较大问题,因此很多地区对于医疗保障城乡统筹进行探索。

(1)昆山"2+1"模式

昆山市医保二元模式与成都市较为类似,但相较之下,其增加了一个面向全民的大病医疗保险,作为对现有城乡居民、城镇职工二元医保模式的补充,形成"2+1"格局。

(2)兴化"一保三档"模式

兴化市将医疗保障统筹为城乡居民医保,并根据民众情况,实施一种多体系相互补充的保障模式,各类人群自行选择一个档次参与。不同层次的个人缴费、财政补贴、报销额度以及保障范围等均有相应差异。

3. 珠三角地区的探索

珠三角地区走在时代前沿,各方面较其他地区均有更高的创新性,在医保城乡统筹的探索中也推出了新策略,以广东珠海市的三角架构模式为代表。

珠海市优先实行全民医保制度,并构建三层次城乡统筹医保,以三道防线实现城乡全方位保障。第一层,城区与农村由政府支持提供基本医疗;第二层,城乡合并居民医疗,并对特殊民众给予补贴;第三层,注重全民大病保障与救助，设置一定的救助额度，并充分考虑外来工权益。珠海市将零碎的医疗救助整合，建立统一的基金，集中管理，财政支持并全民共享。

4.医疗保障城乡统筹试点探索实践的经验

在城乡统筹的大方向下，各试点制度的推行都是以配合当地实际经济、文化等情况为基础的，总体方向都为破除身份等的界限，只是在具体实施或某些细节中有所差异，笔者无法评判孰优孰劣。尽管各试点实施效果并不相同，但通过对其经验与不足进行分析，能够为我国整体改革提供借鉴。

政府作为指导与支撑。成渝两地城乡统筹试点的成功得益于国家战略，政府在财政以及政策方面的支持推进了试点的建设与完善。就其余试点而言，政府的支持也起到了至关重要的作用。政府能够在筹资、施行等各个方面给予助力，一是财政与国家经济相关，资金充沛，同时政府财政能够对资金加以补充；二是政府具有权威性，其政策支持使统筹的运行具备法律效力与公信力。

确定统筹切入点，打破目前分立局面。要对现有医疗保障制度进行改革，需要对不同制度加以权衡，确定合适的统筹切入点，以保证统筹的合理稳步进行。笔者探讨的成渝、长三角、珠三角的相关试点，均从新农合与居民医保接轨的角度切入，打破城乡二元格局，消除了身份差别，为之后的职工与居民的医保整合提供环境，就目前而言效果较好。因而，确立怎样的切入点是在统筹中需要加以注意的因素。

一体化的管理措施。大部分试点在医疗保障城乡统筹之后制定统一模式进行管理，并对管理机构、经办机构及其职能进行整理合并，减少冗余部分，使得城乡医保的衔接更加顺利。部分试点还建立了统一平台进行信息交流，管理运行效率大幅提升。

5.城乡统筹发展背景下的我国医疗保障制度“五步走”改革路径

基于对我国现状与相关试点的诸多研究，笔者认为，以全民公平原则作为制度顶层设计，并在此基础上实施“五步走”战略，能够逐步实现统筹目标。

(1)全面覆盖城乡

医疗保障城乡统筹的第一步是在全国范围内设计多种制度,如个体户医保、农民工医保等,使医疗保障不仅在整体上,也在特殊情况下全民覆盖,实现人人享有医保,以应对国民对于医保权益的基本需求。

(2)落实"3+1"模式

在全民医保的基础上,进一步完善保障模式,打破现有碎片化格局,将多种并存制度与三大医保主体制度整合,将农民工医保、流动工作人员医保等零散制度并入职工医保覆盖范畴,做好合并二者之间以及流动性职工返乡时的转移接续,并实现三大主体制度与社会医疗救助的"3+1"模式的全民覆盖。在其待遇水平、缴费模式与相关医疗服务方面不断完善进步,达到不同人群各自的基本需求。这一步是为城乡统筹搭建平台的过程,初步统一国内制度,使下一步的合并具有全国普适性。

(3)建立"2+1"模式

二元经济结构是制约城乡统筹的一大障碍,第三步便是除去城乡二元分立的阻碍,将医疗保障从三网过渡到两网。由于居民医保和新农合的参保单位均为单个家庭,故二者在制度上有部分共通之处,优先将二者合并为城乡居民医保具有可实施性,在此基础上合并统一各管理经办机构,精简管理程序。同时,从整体上由基本的区县层次统筹向省市层次统筹不断发展,提升全国范围内统筹水平,建立居民医保、职工医保作为主体,救助作为补充的"2+1"模式。我国居民长期受城乡格局的影响,需要长期努力才能够使阶段目标得以实现,这就要求在改革进行中各级政府的支撑与民众的支持。

(4)区域"1+1"模式

在未来我国户籍制度改革与城乡一体化的大背景下,城乡差异会逐步降低,医保制度也向进一步整合的方向发展。这一阶段,需要破除居民与职工两者由于身份等因素产生的医保之间的壁垒,完成医保制度由二元格局向城乡一体化的转变,并消除户口、身份、职业、经济状况等因素的影响,使民众享有平等的医疗保障。这里的平等指多样化、多层次的平等,是建立在以家庭为单位参保基础上的根据自身不同需求选择医保待遇层次的平等,是一种相对平等的概念。同时对于极度贫困的家庭,也设有社会医疗救助给予补助,或补贴其参与最低层次的全民医保。

(5)全民"1+1"模式

医保城乡统筹的最后一步,即最终结果为统筹层次从省市向全国的提升,实现全国范围内所有居民公平享有平等的医疗保障。这需要制定全面合理的转移接续制度,实现全国各层次的一体化统筹,在服务、资源、缴费、医药等方面均统一标准,并具备相应的弹性变动机制,能够抵御全球经济波动及国内相关情况的风险,同时将医疗救助在全国范围内进行统筹,作为全民最基础的医疗保障。这是一个长远目标,在区域统一的基础上,由于各地区实际状况的不同,适用的标准不同,需要几年甚至十几年的时间才能够缓步实现。

6.城乡统筹发展背景下的我国医疗保障制度"三位一体"改革策略

我国医疗保障城乡统筹发展作为远期方向,在通过"五步走"改革路径逐步达到全民"1+1"医保模式的过程中,制度外延的安排要能够提供良好的环境,制度内延的实施要能够使其稳步运行。因此,笔者构想了"三位一体"改革策略,在为我国医保制度的城乡统筹提供外部推手、搭建内部机制的同时,也作为政策性建议,希望能够改进我国医保现存诸多问题。

(1)加大国家支持

国家支持是城乡统筹医疗保障的基础。各级政府肩负在统筹过程中起主导作用的责任,必须在经济、法律、政策、战略四方面给予相应支持,保障医疗保障运行。

政府财政经济支持。在城乡统筹化医疗保障具体运营中,从缴费到医疗资源再到支付,均需要资金支持。国家财政应作为最终保障,对不足部分加以弥补,并向贫困人员给予补助,保证医疗保障的公平享有。

完善相关法律体系。我国社会保障整体起步较晚,立法也较为落后,现有相关法律包括《社会保障法》和《社会保险法》,但并没有专门化的医疗保障法,相关制度也并不明晰。国家应结合全国与各地区实际情况，制定较为系统的法律法规，统一协调解决整体设计与各方面细节问题。

国家政策向弱势群体倾斜，体现平等。在政策制定上，向农村人口、失业人员等弱势群体倾斜，对其实施帮扶、保护等政策，提升弱势群体医保水平，促进平等。同时，进行户籍制度改革，取消农村与城市户口界限，仅取决于居住地点，减少身份因素影响，并出台永居、暂居等多层次户口登记制度，推动医保城乡统筹。

制定发展规划。国家在整体状况上制定全面发展规划，并根据相应变化进行调整，把握医保大方向，制定阶段目标。各级政府基于当地情况，以国家统筹措施为基准，具体统筹实施。

（2）完善制度设计

制度设计是城乡统筹结果的主体内容，应对其加以完善使统筹更符合国情社情。笔者就以下几方面加以改进。

完善医保筹资机制。现有医疗保障筹资来源不明确，且结构单一、疏于管理，需要实行“各方筹集、平等均摊、国家补贴、逐渐升高”的机制，每一缴费期精算从保持平衡，并提升监管力度。在公平的基础上，充分考虑各地经济实力、民众富裕程度以及财政状况，合理规划筹资架构，落实企业与个人缴费、政府作为主导并加以补贴的缴费机制，在稳健提升筹资水准的同时，着重基金的投资运营、净值提升。

集中管理，搭建网络统一平台。为解决目前医疗保障多头管理的现状，应进一步深入大部制改革。各部门相似职能加以合并，建立专门管理部门，并对各级经办机构的业务与职责进行统一规划、集中管理，改变各自为政的格局。同时，明确经办机构作为民众“经纪人”的身份，积极与医疗服务供给者进行商榷，制约其相关行为并进行有效监督。听取群众意见，全面维护民众权益，使医疗保障服务更为及时、有效。此外，建立统一网络信息化平台，实现各医疗机构间的共享与互补，并使民众及时获取医疗信息，加强监管，提升效率。

落实医保转移接续。国家需出台医保转移接续的相关政策方案，一方面解决因流动性导致医保损失的问题，使医保全国统筹进一步发展与完善,保证其待遇延续性;另一方面解决城乡统筹之后旧制度与新制度之间的衔接。参照浙江省“差额补齐法”,结合年限,对合并后的医保基金按照缴费比率补齐,确保全民平等。

优化医保支付机制。我国医疗保障支付步骤繁多,效率低下,民众无法及时得到补偿,影响制度可持续发展。因此,需要简化支付流程,并对急性病患和困难家庭提供迅捷渠道与高效保障,同时实现信息化办公,通过网络平台进行快捷支付,全面提升支付效率。此外,制定医疗费用一体化标准,并通过信用评级与资金清查,达到控制民众支出的目的。

(3)提升服务供给

服务供给是统筹的核心,通过对医疗资源、统筹模式的研究可以使医保城乡统筹更具实际意义。

统筹提升城乡医疗水平。国家应在提升医生素质、加快医疗设施更新、提升整体医疗水平的同时,平衡城乡医疗资源,将农村医疗资源建设提上日程,以应对部分贫困地区医疗资源严重不足、民众无处可医的现象,真正使农民得到实惠,将城乡医疗资源加以统筹与优化。同时建立基层小众医疗单位,加强“小病在社区”的便民医保建设。

门诊统筹与大病统筹。我国应将门诊统筹与大病统筹在城乡推广,实现医保保障所有疾病的机制,由此加强疾病预防,减少医疗支出,全面提升全民健康水平。

医药卫生改革。医疗、医药等制度与医保息息相关,三者共同作用才能使医疗系统稳步运转。因此,一方面,加快医院改革,对综合、专科等医疗机构明确分工,摒除以药养医现象;另一方面,改革现有药物机制,注重全程监督管理,保证基础医药的质量与其制定价格的合理性,以此最终切实提升城乡统筹医保水平。

第三节　统筹城乡医疗保障制度面临的困难与经验借鉴

一、统筹城乡医疗保障制度所面临的困难

如果说忽视农村社会保障发展已成为过去时，重视“三农”，强调城市和农村协调发展已经成为主旋律的话，在此，我们仅对统筹城乡医疗保障体系的制度障碍予以文献综述。胡大洋认为，统筹城乡医疗保障体系，难点在于医疗保险法制建设不健全，强制性参保和规范性监管存在法律障碍，公共财政投入机制不到位，基本医疗保险经办服务体系建设存在经济障碍，管理服务体制不统一，整合基本医疗保险制度和统一经办服务管理体系存在体制障碍。夏迎秋等认为，城乡医保制度分立存在的问题主要在于制度运行缺乏法律保障，政府投入不足且大多向城市倾斜，卫生资源配置不合理，多部门负责管理、制度间衔接困难，统筹层次低、抗风险能力差。侯明喜以重庆市为实践基础，分析了现行城乡居民医保不适应城乡统筹的体制机制障碍。侯明喜指出以下问题：第一，城乡居民医保体系不够健全，覆盖面窄；第二，城乡医疗保险的筹资机制与补偿机制不够合理；第三，政府在医疗卫生方面财政投入总量不足，配置不均；第四，城乡医疗资源配置不合理；第五，医疗卫生体制、药品流通体制与医疗保险体制三改脱节；第六，医疗保险的转移衔接机制尚未形成。内蒙古自治区财政厅课题组也指出了统筹城乡医疗保障体系需要尽快解决的问题：各类医疗保障制度覆盖面窄，参保率低；医疗保障工作由多头机构管理；职工医保、居民医保和新农合的制度政策设计分割、保障形式单一化；城乡之间医疗保障待遇水平存在一定差距；统筹层次低，不利于资金统筹使用；医疗机构服务工作存在诸多问题；没有建立稳定的医疗保障筹资机制；医疗保险待遇正常调整机制没有完全建立起来。

笔者认为，统筹城乡医疗保障体系的主要障碍可归结为“分割”二字，包括城乡分割、人群分割、部门分割、行业分割与制度分割，城乡医疗保障体系既因城乡不同户籍人口分割，又因工作岗位所属单位的性质不

同分割，对农民工、学生等特殊群体又新设制度，不同制度分属不同管理部分且彼此间衔接不畅，如此造成医疗保障体系资源分散、管理成本上升、基金共济性差、劳动力流动受阻等问题。因此，突破以上障碍，从不合理的户籍标准、行业部门标准、就业标准交叉并存的局面，迈向仅以就业标准区别劳动者和居民，并最终过渡到一元的城乡医疗保障体系自然应成为统筹城乡医疗保障体系制度优化的方向。

二、统筹城乡医疗保障制度国内外经验借鉴

考察国内外先行地区统筹城乡医疗保障体系的实践，汲取有益经验，无疑大有裨益。张再生等通过梳理英、美、德、日、丹麦、加拿大等发达国家医疗保障制度后认为，城乡医疗保障制度与各国经济发展水平密切相关；政府在城乡统筹中承担的责任应与其制度理念相融合；城乡统筹中医疗经费来源和支付范围取决于各国经济发展水平；城乡统筹医疗保障制度建设与法律制度建设密切相关。因此，对于我国统筹城乡医疗保障体系建设要使保障水平与经济发展相适应；要明确政府职责；要建立城乡一体、保障有力的医疗保障体系；要强化医疗保障制度实施的法律保证。夏迎秋等在考察韩国全民医保后认为，统筹城乡医疗保障体系首先要有经济发展保证；其次要有政府的支持和推动；再次要有统一的基金管理；最后医保的统一是一个循序渐进的过程。因此我国要加快城乡医疗保障制度的立法保障；要加大财政投入，合理引导卫生资源分配；逐步统一经办机构，提高经办能力；逐步提高统筹层次，保障基金安全；设计多层次的医疗保险制度，逐步实现城乡衔接。王德平通过考察成都医疗保障城乡统筹实践，总结出成都市制度统筹成功的经验，即围绕“人人享有医疗保障”，着力突破既定体制机制，在制度架构上实现城乡统筹，在经办操作上实现城乡一致，在待遇标准上实现城乡衔接，在机构设置上实现城乡统一，在绩效考核上实现城乡同步。此外，还应重点突破以下五大难题确保制度统筹：一是“破”身份界限，统一城乡医保制度架构；二是“破”资源分散，整合城乡医疗保障经办工作；三是“破”待遇差异，缩小并提高城乡医保待遇标准；四是“破”既定体制，统一城乡医保机构设置；五是“破”分头推进，统一城乡医保绩效考核。此外，王俊华通过

比较昆山、镇江城乡医疗保险制度成功模式提出，政府要强化推动城乡统筹的主导作用；调整与整合多种基本医疗保险制度；医疗保险基金实行全市县、全省统筹，逐步实现全国统筹管理；城乡、地区间多种基本医疗保险制度实行一体化管理，包括设立统一的管理部门、建立跨区域的医疗保险网、定制全国通用的医疗保险卡等。

第五章 统筹城乡医疗保障体系

第一节 城乡医疗保障体系的现状与原因分析

一、相关概念

（一）新型农村合作医疗制度

从20世纪40年代陕甘宁边区出现卫生合作社开始，我国农村医疗保障一直采取的是合作医疗的模式，虽几经修改和完善，但本质内容大同小异，主要是指在国家和地方各级政府的统筹下，在互助共济的原则下为广大农村居民提供基本的医疗卫生方面的服务保障，但是农村医疗保障相较于城镇医保体系在各方面普遍趋于落后水平，农村居民仍然存在“看病难、看病贵”的问题，而这种差距和问题逐渐影响我国的整体发展，成为构建和谐社会的一块短板。

2003年初，我国国务院办公厅转发的《关于建立新型农村合作医疗制度的意见》中具体阐明新农合制度是由政府组织、引导、支持，农民自愿参加，个人、集体和政府多方筹资，以大病统筹为主的农民医疗互助共济制度，这项制度适应了我国的国情和民生工程的发展趋势，属于理性的科学安排，可以较好地在公共卫生服务和基本卫生保障方面起到一定的积极作用，是惠及我国亿万农民的一项新制度。自2003年试点运行及推广普及以来，它不但是广大农民医疗保障的依托，而且其日益完善的管理和服务体系还为大病医疗提供了保障，解决了许多农民的后顾之忧。

（二）城镇医疗保障体系

自20世纪末我国职工医保制度开始试行以来，该项制度的大概框架得到了进一步的补充和完善,1998年国务院发布的《关于建立城镇职工基本医疗保险制度的决定》引起了在全国范围内进行职工医疗保障制度改革的浪潮,受益群体覆盖全国城镇的所有用人机构和单位。目前用人单位筹资缴费率控制在职工工资总额的6%左右,在职员工为工资的2%左右,退休员工实现了不缴费,全国逐渐实现了县市的统筹。结合我国的发展水平和具体情况,国务院和各地区的政府部门结合自身的情况不断改进这项制度,使其更好而有效地发挥作用。

自职工医保和新农合逐渐开展和补充完善以来,为了较好地开展除开前面两者的空白区域人群,包括从未参加过工作的老人、少年儿童、非正规工作人员等在内人群的医疗保障工作,为解决城镇非从业居民的医疗保障问题,2007年7月,国务院印发《关于开展城镇居民基本医疗保险试点的指导意见》对城镇居民的基本医疗保险做出指示和保障要求。

(三)城乡“二元化”

美国经济学家威廉·阿瑟·刘易斯于20世纪50年代首次提出二元化经济模型,也被称作“两部门模型”。物质基础决定上层建筑,我国城乡经济社会发展水平存在很大差异,经济的二元化制约了目标覆盖全体国民的医疗保障体系。城镇由于经济基础好、社会发展较快、居民收入较高、各项公共设施建设完善,已初步建立了比较完整的医疗保障体系,养老保险金也基本上实现了城镇社会统筹,国家、企业、个人三方共同承担,医疗保险覆盖率达到90%以上,而广大农村由于经济基础较差,发展缓慢,目前医疗保障仍然是以家庭个人支撑为主,新农合自2003年试点开展以来,发展迅速,但是在筹资水平、报销水平、报销范围、报销核销程序方面,大病医保等方面和城镇医保存在很大差距,日益形成“二元化”的城乡医疗保障体系。

二、城镇医疗保障体系现状的原因分析

城镇医疗保障体系作为社会医疗保障在经济较发达的城镇地区的具体体现,体系的完善程度和运行情况直接关系到城镇居民及职工的切身利益。自20世纪80年代起,我国对城镇医疗保障体系进行了一系列

的改革和探索，并最终建立起了包括居民医保和职工医保的统帐结合的医疗保障体制。而医疗保障制度作为一项由政府部门提供的具有强制性质的制度，必然会对相关利益群体的行为产生影响。

（一）改革的整体目标定位及选择与实际不相符

城镇职工基本医疗保障制度所确定的目标人群仅仅包括就业人员和符合相关条件的退休人员，且针对其他未涉及的人员没有相关配套措施，以至于绝大部分青少年、老人及尚处于失业的人群无法进入保障体系，享受其所带来的最基本的医疗保证。而这一点明显违背社会保障制度中最重要的广覆盖的原则。此外，城镇居民基本医疗保障制度也存在缺陷和不足，随着社会医疗水平的提高和物价的上涨，家庭医疗费用所带来的压力日益增加，而作为保证居民最基本医疗服务的这项制度没有较好地减轻这种压力，其制度设计的目标定位明显不符合目前我国城镇的社会发展水平和居民的具体生活情况。

（二）对医疗费用及管理体系的控制不合理

目前我国城镇医疗保障制度运行中涉及卫生局、劳动社会保障局等部门，不同部门的工作内容和服务理念存在差异。我国现行城镇医疗体系存在以下缺陷：①医疗保障部门职责重复、部门分割，没有合理配置管理服务资源。②负责不同服务对象和服务内容的机构部门之间缺少有效的沟通和交流，既大大降低了工作效率，且容易出现工作事故，又变向地增加了城镇医疗保障一体化的管理成本。

在费用方面，城镇中大部分人员认为，当前的医疗费用整体水平较高，从而导致个人负担比较重。一方面，居民一般是以小病为主，而随着日常用药价格的上涨，总体支出增加；另一方面，城镇大部分人员对医疗服务信息不是很了解，而医生具有专业技术优势，掌握着患者没有了解的健康信息和医疗信息，具有信息优势，因此医生在面对病人、选择治疗方案和用药的时候具有很大的可操作性和隐蔽性。现行城镇医疗制度缺乏可持续性和协调统一性。

现行的职工医疗体系大体上与1998年国务院出台的《决定》相符，坚持社会统筹与个人账户相结合的原则，居民医保同样坚持统账结合的原则。这项政策以我国的基本国情为指导方针，但是我国地域辽阔，不同地区的具体社会经济发展水平相异，因此统一的标准和体系在横向上难以与不同地区的情况相适应，在纵向上难以顺应不断发展和变化的经济社会形势。

三、新型农村合作医疗现状的原因分析

自2003年新农合制度开始在全国部分省市试点开展以来，经过了多年的运行和实施，新农合较好地保障了广大农民的基本医疗，稳定了农村社会的可持续性发展。但是由于我国农村情况十分特殊，在社会、经济、政治等方面均受到地域的制约，因此我国现行农村医疗体系还存在一些缺陷和问题，原因主要表现在以下方面。

（一）医疗制度构建存在缺陷

从党和国家的政策来看，政府并没有忽略农村医疗保障问题，且十分重视“三农”问题的改善和解决。通过对家乡居民的访问调查，笔者了解到目前参保农民只有在患大病时才会去定点医院看病，这一现象与新农合的制度息息相关。新农合制度主要定位于大病，忽视了农民最基本的医疗需求，毕竟农民大多时候患的是小病，而最普遍的小病难以真正得到新农合的医疗保障，因此新农合很难从根本上解决农民看病难的问题。新农合以“大病统筹”为主，防止他们因病致贫，因病返贫。但是忽视了农民在小病上的经济承受能力也很有限的这一事实，以至于小病无钱医治，最后拖成了大病，从而造成医疗资源的浪费。在调查中很多农民反映一年到头享受不到新农合的实惠，毕竟大多数农民身体健康。这些在短时期内享受不到实惠的农民就会渐渐对合作医疗失去信心，积极性也会受挫，最终导致退保。这从长远上来说不利于新农合在农村的发展。此外，实行完全意义上的自愿性参合原则会增加新农合的实际运行成本，降低整体的参合率，不能很好地发挥医疗保障互助共济的特点，而自愿性的原则下，政府和各级部门为了保障一定的参保率，需要游说从而增加了制度成本；自愿性还会导致参合农民的“逆向选择”，调查中60

岁以上的对象98.5%愿意参合，21～40岁的调查对象中45%表示愿意，即年老多病的农民较于年轻力壮在外打工的更愿意参加新农合。

（二）报销程序较繁杂

新农合的运行关系到农民的切身利益，其报销程序的设计也直接影响到便民利民的效果。笔者对山东省Z市的农村医疗开展调研，以Z市新农合为例，分为门诊和住院两种不同的报销程序，其具体程序如下：参合农民凭参保证到指定的医疗单位就诊，凭借参保证享受合作医疗的各项报销补偿，如果需要转移至外县或大城市定点医院治疗，须向县医院提交转院申请，到县新农合中心备案，方可到指定医院就诊，其转诊费用先由本人垫支，然后持发票及转诊转院证明到县人民医院新农合报账中心按规定比例报销。在其他农村大部分报销程序是农民出院（交清住院所有费用）后，持《合作医疗证》村委会证明、身份证或户口本（原件及复印件）、全额收费票据、诊断证明、医药费用总清单到县新农合管理中心审核报销。目前新农合在报销程序上还存在一定的问题，在报销程序中涉及的部门、人员十分繁杂，部门间虽然表面上分工清晰，但是却极大地降低了办事效率，无法有效率地为农民服务。

（三）定点医疗机构服务水平较低

相较于市区和镇的定点医疗机构而言，农村乃至于乡的卫生医疗机构的服务水平较低，政府部门对这方面的财政投入不能得到有效的保障，定点医疗机构的医生及护士的业务素质较低、培训力度小、学历较低、学习和适应能力较差，在硬件方面医院的医疗检查治疗设备落后、质量低下。这些都较大程度地影响了这项制度的有效运行和老百姓的基本卫生医疗权益的保障。

第二节 统筹城乡医疗保障制度的对比与现实分析

城镇和农村作为我国社会的两个组成部分，在地理环境、经济发展水平、社会人文环境及政策环境等方面均存在一定的差异。医疗保障制度作为保证社会成员最基本医疗的一项措施，它的具体情况受各方面因素的制约和影响，目前我国城乡医疗保障呈现二元分化的现状，城乡二元结构，指维持城市现代工业和农村传统农业二元经济形态，以及城市社会和农村社会相互分割的二元社会形态的一系列制度安排所形成的制度结构，包括城乡二元经济结构和城乡二元社会结构。二元结构的主要代表理论和模型有美国经济学家刘易斯的“二元经济结构理论”、荷兰社会学家伯克的“二元结构社会理论”。表现在医疗保障方面，城乡医疗二元分化即维持城镇医疗体系和农村医疗体系的现状，城镇与农村医疗保障体系在服务水平、筹资标准、覆盖范围、运行模式等方面体现出来的差异及其影响。为了更好地了解城乡医疗保障的差距并进行原因分析，笔者从以下几方面对两种体系进行对比。

一、城乡医疗保障制度的对比辨析

（一）制度构建与目标确立的对比

城乡医疗保障具体表现为新农合、居民医保、职工医保三种制度，制定这三项制度的目标都是保障城乡人群的基本医疗问题，解决他们的后顾之忧。这三项制度都经历了漫长的变迁史，在近15年内我国的医疗保障体系得到了快速的发展和完善，1998年建立的职工医保制度制定的目标人群是城镇企事业单位和社会团体等用人单位的职工，针对性强，保障水平较高，随着我国经济的发展和社会的进步，特别是21世纪后乡镇企业发展迅速，越来越多的乡镇企业职工、农民工和流动人员迁移到城镇，因此他们慢慢地也被纳入了职工医保的范围；由于更多的城镇居民下岗失去工作及养老问题的突出，2007年国务院又颁发文件为城镇居民（老年居民、儿童、残疾人等）建立居民医保制度，目标人群是职工医保未覆盖到的人群，保障其基本的医疗需求，与1998年制定的职工医保相互补充，使得城镇人群的医疗保险体系初步形成，近年来保障水平不断提高，较好地实现了初始目标；相较于城镇医疗保障体系的建立和发展，2003年农业税免除后开始试点和普及的新农合则针对广大农村，以农民为目标人群。

（二）运作程序、医疗服务水平对比

城镇医疗保障体系整体水平比新农合高，覆盖面、筹资渠道更广且报销水平更高、报销程序更加简约，涉及的部门和机构较少。在农村，虽然主要为新农合一种体系，但是由于农村经济社会水平与城镇相比较低，先进设备应用的不是很广泛，管理和保障程序主要是由工作人员手工操作，出错概率较高，同时农民的自身知识结构及各方面的素质与城镇居民相比也有一定的差距，从而在选择就医场所和医护人员方面往往存在随意性。

在医疗服务水平方面，新农合一般是以县级医院、乡镇卫生院及农村卫生所为定点医疗机构，且广大参合农民受药价、治疗成本和交通等因素影响往往倾向于选择乡镇卫生院治疗疾病，主观认为可以减少交通成本、时间成本和治疗费用，受各方面因素制约这些定点医疗机构的医疗服务条件和水平相对较差，主要表现在医疗器械、工作人员的素质、康复理疗中心设备条件、管理体系等方面；相对于新农合城镇医疗保险的参保对象一般直接去市区医院接受医疗服务，在医疗服务水平上远远优于新农合的定点医疗机构，且医后康复期的医疗服务内容更加丰富和合理完善。

综上所述，笔者通过对城乡医疗保障制度各方面的对比，发现现行城乡医疗保障体系还存在诸多问题。首先，在管理体系上，我国社会上存在的医疗保障制度种类繁多，而不同的医疗制度属于不同的部门管理，因此涉及劳保局、民政局、农医局和卫生局等部门，不同的部门必然产生不同的管理体制和方式。而这对服务对象来说，广大城乡居民容易混淆不同部门的服务内容；对于定点医疗单位，每年为了应对不同医疗保障管理机构的审查会增加其工作量，从而造成资源的浪费和程序的繁杂。城乡医疗机构及管理部门之间又不沟通和交换信息，各自为政，容易导致工作事故的产生，因此城乡医疗体系应该建立统一的管理体系。其次，在制度设计上，城乡医疗保障遵循相同的指导思想，但是没有结合城乡具体的经济社会情况，容易产生脱离实际的现象，同时制度设计的不合理导致医疗政策的不统一，表现在城乡各地在报销比例、用药标准和范围、起付点和封顶线等方面均存在差异，容易造成人力物力的浪费。最后，城乡医疗管理部门的工作人员的职业工作水平及各方面的素质存在差异，主要受所在单位部门工作氛围及当地社会经济水平的影响，而他们的职业水平和素质又直接关系到医疗保障服务的水平高低及参保人员的满意度。

二、城乡统筹的现实要求与障碍

（一）统筹城乡医疗保障的现实要求

1.生产力发展、实现社会公平的内在需要

我国实行的二元化的城乡经济体制，首先大力发展工业和发达地区的社会经济，政府采取工农业产品差价、土地征收等方式占用了大量的农民资金和利益，一定程度上有悖于社会公平理念的宗旨和和谐社会的构建，政府用于农村社会经济领域和民生领域的资金和扶持力度远远弱于城镇地区，很多经济欠发达的农村地区的基本医疗卫生保障权利得不到保证。城乡居民经济收入差距日益扩大是我国当下城乡发展不协调的主要表现，而医疗保障制度作为一项基本的社会政策是引起差距拉大的因素之一，西方的发达国家比例一般为1.5:1。现行的城乡利益反差的扩大化，加深了我国工农业之间、城乡居民间的潜在矛盾，长此以往会影响我国的经济协调发展和社会稳定。因此统筹城乡医疗保障体系这一农民的“保护伞”迫在眉睫。

2.合理配置医疗资源的现实需要

自中华人民共和国成立以来，公费医疗、劳保医疗和农村合作医疗逐渐实施组成我国的医疗保障体系。虽然国家政策一次次强调公共卫生资源应逐步向农村倾斜，但是由于我国特色的经济社会发展规划和政策，卫生资源一直是以大中型城镇为主，集中在城镇地区，公共卫生资源“城强乡弱”的现象十分普遍。在改革开放之后，卫生技术的改革发展使得先进的医疗技术、医疗设备、优秀的卫生服务人员都大多数集中在城市。相较农村而言，城镇公务员系统、企事业单位等工作单位的人员享

受到的医疗服务水平更高、更完善合理。而农村医疗保障和公共卫生资源投入和政策重视程度严重不足，农民的人均公共卫生资源占有量远远低于全国的评价水平，大多数农村地区的卫生院、卫生所等机构的医疗设备落后，医务人员水平素质较低，逐渐与城市的医疗水平拉开差距，呈现城乡医疗保障资源严重不平衡的现象。改革开放以后，为适应经济体制的转变，我国医疗保障制度进行了几十年的改革探索，逐步建立了职工医保、居民医保和新农合。尽管从制度设计的目标人群来看，三种制度的覆盖面已经较为广泛，但在全面覆盖的制度目标下，三种制度设计之间所存在的差异带来了深层次的制度性不公平。

3.中国农村医疗保障体系脆弱性的潜在要求

我国的土地是国家公有制，农村土地属集体所有，国家严格控制和管理农村土地的买卖和经营，农民只有使用权并没有所有权。因此农民无法通过买卖土地来保障自身经济和生活，特别在生病或者年老的时候。据调查笔者发现，大多乡村地区的老年农民如果靠自身能力没有足够的积蓄来安度晚年和支付医疗费用，目前我国农村老年人口的基本医疗保障主要依靠家庭年轻成员的经济支持，家庭保障在我国沿袭悠久。依靠家庭这种传统的保障形式，一直是解决农民老有所养、病有所医的主要途径。我国现行农村依靠家庭养老的比例占农村老人总数的近90%。主要体现在晚辈供养、配偶供养、自身微薄的收入等方面。而目前我国人口老龄化的加重使得现行的养老保障模式越来越不适应，无法满足经济社会的快速发展和农村老年人基本生活的保障。此外，当前农村家庭结构关系、价值观念等方面年轻人与老年人的代际差异随着生活方式、消费思想、教育程度的不同逐渐拉大，原有的大家族的保障模式逐渐消失。在这种社会经济背景下，迫切需要打破当前城乡二元医疗保障结构。针对各地的具体情况，逐步提高统筹层次，建立一体化城乡统筹的全民医疗保障体系，为农民提供“安全网”。

（二）构建城乡医疗保障一体化的障碍

随着经济继续高速发展，我国应该更加注重社会文明和公平的发展，保证所有社会成员都可以享受到改革开放的成果。城乡医疗保障体系作为保障社会成员最基本医疗的一项制度，显得尤为重要，因此随着城乡经济的协调发展，城市反哺农村，工业反哺农业，医疗保障体系也应该建立一体化的协调合理的体系，但是由于种种原因，目前还存在一些障碍和问题。

1.长期存在的城乡二元化社会保障制度

自中华人民共和国成立以来，就在城市实行包括公费医疗制度和劳动医疗保障制度的城镇医疗保障体系，而在农村的医疗政策则具有随意性和变动性，2003才开始实行全民普及的新农合，这种发展历程致使农村医疗保障水平严重落后于城镇医疗保障水平，不利于城乡医疗保障一体化的构建。因此政府应发挥统筹城乡医疗制度的主导作用，以界定城乡医疗保险范畴为突破口，制定相应的医疗项目，加速城乡医疗保险制度尽快接轨，实现城乡医疗供求平衡。

2.管理理念和体制的差异

现行城镇医疗保障制度坚持科学合理高效率的管理理念，对工作人员进行专业培训，并运用先进的网络管理系统对参保人员的自身信息、资金利用情况、身体情况等方面进行全面统计和管理，但在报销程序上坚持不同部门负责具体事务，互不沟通和交流信息，容易产生误差和矛盾。相比而言，新农合机构的工作人员由于经济水平、地域社会发展水平与城镇的差异导致在工作业务水平上存在一定的差距。此外，工作硬件设施的差异也不利于程序的正常运行，在报销程序上部门繁杂，部门功能容易产生混淆，且社会对医保管理部门和定点医院的监督不强，容易产生骗保的现象，造成医保资金的流失。因此，政府应倡导医保部门之间加强沟通，并定期组织对医保部门工作人员工作业务和职业素质等方面的培训，以尽量保证城乡医疗水平的协调统一。

3.医疗保障体制的具体内容存在差异

随着经济社会的发展，城乡医疗保障水平及各项内容都有了一定的完善，但是城乡医疗保障制度的具体内容仍然存在很大的差别，主要表现在统筹层次、参保率、筹资水平、服务水平、报销划账程序等方面。而两者之间的差距会阻碍城乡医疗保障一体化的建立和完善。因此政府应发挥统筹城乡医疗制度的主导作用，以界定城乡医疗保险范畴为突破口，在筹资水平、统筹层次、参保人员管理、工作人员系统培训等方面对医保机构和定点医院给予指导和管理，制定相应的医疗项目，加速城乡医疗保险制度尽快接轨，实现城乡医疗供求平衡和一体化。

第三节 国外统筹城乡医疗保障体系的相关经验

众所周知，一国的整体医疗保障水平和其他国家的政治社会经济水平密切相关。国外医疗保障制度源于19世纪的工业革命时期，生产力得到了解放，社会财富加速累积，同时导致如工人医疗、居民养老等许多社会问题的滋生。德国是最早建立医疗保障制度的国家，俾斯麦在1883年颁布的《疾病社会保险法》有效地缓解了当时影响国家发展的劳资矛盾，自德国后，西方国家在19世纪末20世纪初出现了建立医疗保障制度的高潮。各国家和地区构建农村医疗保障的出发点不同，德国是为了缓解当时的经济危机、缓和劳资关系，和德国相似的是美国也是受政治压力驱动，1945年后的美国经济社会处于高速发展的时期，居民对自身的利益保障需求日益增加，传统的保障模式使政府的压力越来越大，缺乏灵活性。只有日本、丹麦和加拿大等国家的初始目标就是构建全民医疗保险体系，直至建设福利型国家，这个与各国家地区的经济相关，也是各地区居民的整体素质和心理诉求的表现。在构建城乡一体化的医疗保障体系方面，自英国开始西方国家都逐渐形成了整体较为完善的制度，同时国民对医疗保障的渴望催促了医疗保险体系的迅速发展和完善，逐渐完善了国家立法机制。

一、以荷兰、英国为代表的医疗保障一体化制度

荷兰医疗保险制度实行全体国民参保享受福利的政策，该制度的特点主要体现在市场化运作、福利化保障和信息化管理三方面。在市场化运作方面，在荷兰和英国的医疗保障体系中，国家起到立法和督促监管的作用，政府成立国家层面的机构独立负责全国的医疗保险的各项事

务，同时，引入私人保险公司，充分发挥市场的调节作用和竞争机制，这样参保的居民可以自由地选择保险公司、医疗机构、医务人员。英国的全民医疗服务引入谈判机制，医疗费用的一半为固定费用，由国家承担，另一半由国家、私人保险公司和个人三方谈判决定。此外，国家采取措施加强对医疗费用的审核和意见反馈机制的建设。英国有近120家专业的数据收集审计分析中心对不同地区、不同阶层、不同病种等方面展开数据监控和分析，并实时更新以供决策部门和监管部门使用。福利化保障主要体现在政府财政对医疗保障体系的投入，其中大部分投入用于全民医疗保险和保健预防部分，以及特殊群体的医疗费用减免部分。相较于英国，荷兰医疗保障体系的福利水平更高，政府规定全体国民必须参加医疗保障体系，以18岁为界限，18岁以下的由国家缴费，18岁以上的由个人缴纳，在政府和企事业工作的由单位和个人共同缴纳，参保的居民产生的医疗费用超过起付线的全部可以报销且没有封顶线。信息化管理和市场化运作密切相关，数据收集中心要时刻向国家医疗保险委员会报告最新数据，细到全国所有人每天的处方和用药清单数据都要成立数据库。而针对医患关系主体的医生，英国全国的全科医生都建立电子信息系统，覆盖该医生的个人信息、每天的行医数据、开药用药清单等方面，成立可以查询的电子信息平台，以标准化的数据库信息服务政府的人口质量评估、诊断护理监管、转诊时间监督、处方监控等方面，并做到信息资源公开和共享。

二、德法日为代表的全国统一衔接体制

德国是最早就医疗保障体系立法的国家，从1883年的《疾病保险法》到1972年的《农民医疗保险法》逐渐完善，规定政府承担医疗保险中农民无法缴纳的部分且医疗机构无条件为参合居民提供基本医疗保险，在强制性的特征下医疗保险制度覆盖了近95%的国民，由于农村人口一般都在小城镇流动，衔接比较简易。日本1916年的《工场法》用人规模达到15人的工厂雇主要为雇员缴纳医疗费用，《健康保险法》1922年实施后人数标准降为10人，但是直到20世纪60年代日本实施的都是自愿性

的参保原则，医疗保障整体水平不高，到1959年《国民健康保险法》的颁布，开始实施强制性的原则和“多层次的医疗保险+全国统一管理”，一举良好地解决了困惑多年的医保关系转移和续接问题，针对流动性人口采取“户籍随人走”的运行机制，日本国民走到哪里都可以纳入当地的医疗体系，都能保证自己有合法的医保权益。

法国医疗保险的转移衔接也经历近50年的时间，从20世纪30年代戴高乐时期颁布的《社会保险法》规定工人在工资达到一定标准可以享受基本医疗保险，到20世纪60年代覆盖全体农民，也逐渐形成了全国联网的医疗保险联盟模式，全国统一医疗价格和用药费用水平，很好地实现了一体化医疗保障的转移和续接。

三、以日本为例的多层次有差别模式

前面提到日本较好地实现了全国医疗保险的转移接续，二战结束后，日本在战前医疗保障体系的基础上，结合本国不同职业特殊化的特色构建以“职业领域”为特征的全民医疗保险制度。这些制度包括覆盖企业雇员及家属的雇员健康保险制度，包含个体户、失业者、农民和退休人员的国民健康保险制度，针对特殊群体如海员、公务员、学校教师的特殊行业雇员健康保险制度，针对老人的老年人免费医疗救助制度和自愿参加的私人医疗保险制度（图7-1）。

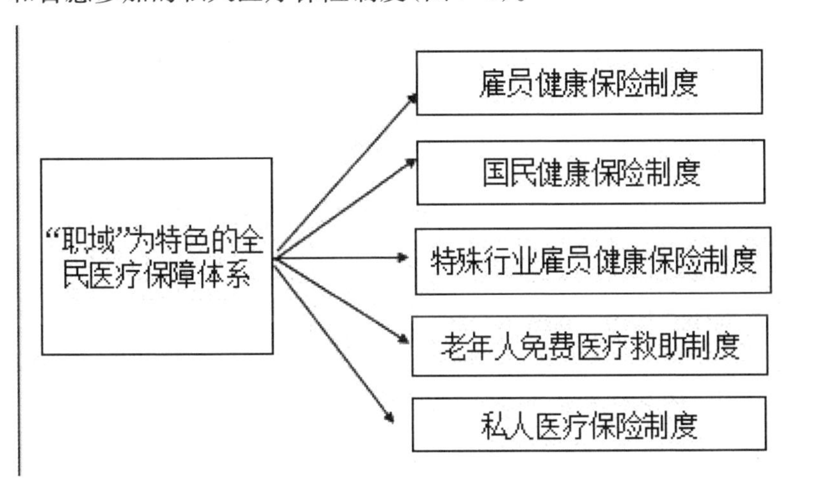

图7-1 日本医疗保障体系构成图

国民健康保险制度相当于我国居民医保和新农合的结合，是1965年建立的，主要是为了解决农村居民和城镇个体户人群以及退休人员的基本医疗保险问题，从而维护社会的稳定，缩小城乡医疗保障水平和覆盖率的差距，是五项制度中的关键部分。日本采取的也是强制性的参保原则，不同的职业由法律确定加入不同的医疗保险制度，由国家政府机关和相关单位统一运行和监控。

四、发展中国家以巴西为代表的模式

巴西和我国同属于"金砖国家"成员国，同属于发展中国家，经济和社会发展水平相似。巴西的全民统一医疗制度对我国构建一体化医疗保障体系具有一定的借鉴性。巴西的医疗保障体系主要由全民统一医疗制度(SUS)和私人医疗保险组成。前者成立于1988年，规定国民享受到的健康和医疗卫生服务不受地域、种族和宗教信仰的约束，它是每位公民应享有的权利，具有覆盖全民、公平整体、地域性参与和分权化管理等特点。后者主要是服务于一些高收入的人群，可以在享受全民医疗保障制度的同时自愿性地选择私人医疗保险，满足自身需要，提高福利水平。

第四节 我国统筹城乡医疗保障体系的建议与对策

通过对相关资料的参阅并结合自己所学的社会保障方面的专业知识，笔者就城乡医疗一体化体系提出自己的观点：自改革开放以来，目前我国处于社会主义市场经济快速发展的中后期，党和国家强调城市反哺农村，城市化程度逐渐提高，城乡经济、社会、政治、人文等方面逐渐接轨，但城市医疗保障和农村医疗保障由于种种因素（长期存在的二元化经济体制为主）还存在较大差异，在短期内还不能实现完全意义的城乡一体化的社会医疗保障体系的前提下，逐渐实现城乡医疗保障制度在筹资服务水平、监督机制、覆盖范围和管理体制等方面统筹衔接的发展过

程,这是一个渐进的过程,需要政府、社会和全体社会成员共同努力,从而保证社会成员最基本治病预防与医疗的一项完善合理的体系。

针对上述的城镇医疗保障制度和新农合运行过程及制度设计中存在的缺陷,以及两者之间的对比剖析,笔者通过访问有关医疗机构并结合自己所学知识,基于我国目前的基本国情,认为我国城乡医疗保障一体化的发展方向应该是分阶段、分步骤的层次递进式的协调发展,最终实现以保障城乡居民基本医疗服务的全国性体系,并提出构建城乡医疗保障一体化的一些具体建议和对策,主要体现在制度构建、筹资、服务水平、管理和法律效应等方面。

一、合理的制度设计和体系构建

由于现行城乡医疗保障体制呈现二元化的特征,因此在构建城乡统筹的一体化医疗保障体系过程中,应该坚持统筹协调、分层递进、结构清晰、职责明确的原则。首先,根据具体情况建立体系统一、有层次、多方面衔接的城乡医疗体系,进而形成一体化的城乡医疗体系。现行城镇医疗保障的制度构建正日益完善,而我国农村的医疗保障主要为新农合,并未形成完善的体系,因此首先要通过参照城镇的医疗保障体系不断整合农村医疗保障。然后,以城镇居民医疗保障和新农合为突破口进行协调统筹,因为两者都是以家庭为参保单位进行管理和统筹,且两者的政府补贴标准是一致的。但是由于经济水平的差异导致在服务水平和待遇标准方面存在一定的差距,笔者通过参阅相关资料,发现目前我国部分县市政府已经根据当地的具体经济发展情况,率先将两者进行了整合,但是由于筹资标准的差异,他们一般采取分层管理的模式,分为两种缴费标准和服务报销标准。因此笔者认为,统筹城乡医疗应该在管理体制上采取循序渐进的方式,逐渐形成科学化的管理和决策。在城镇,政府首先将目前分散管理的医疗、失业、工伤、生育和养老五大保险及居民医保交由社保部门统一协调管理,避免出现多机构多头管理的现象,成立统一的管理部门;其次将公费医疗制度并入职工医保,形成服务水平及标准统一公平的职工医疗体系;在农村,不断完善医疗保障体系,针对农村的养老、生育等方面需求制定合理的政策,与新农合一起构成协调合理的农村医疗体系；综合城镇和农村的医疗保障体系，以家庭参保为切入点，最终形成一体化的城乡医疗保障体系。

二、统筹城乡医疗保障制度的规划线路

经济基础决定上层建筑，任何体系实现协调发展都需要时间和不断调整，根据不同时期的特殊国情进行协调和完善，构建我国医疗保障体系的城乡一体化也要遵循这条规律。依据我国城乡医疗保障的现状和经济社会发展情况，笔者认为可以将路线分为初期构建、中期补充完善、长期城乡一体三个阶段，从而实现城乡医疗体系的一体化进程。随着2009年“新医改”方案的实施，初期构建的阶段正在实施，职工医保、居民医保、新农合和医疗救助四项制度在全国范围内已经逐渐实现了全覆盖化，且在筹资水平、补偿标准和医疗服务水平上得到了较大的提高，在四项制度之间政府和各地机关开始试点进行相关细节的衔接和转移支付。统筹城乡医疗保障制度的规划线路的中期阶段起着承上启下的衔接作用，其关键在于实现全方位的制度衔接合并，在初期的基础上大胆创新，结合国外先进理念，进行专门机构的统一管理，将现行的多部门管理监控简化，由单一专职部门负责管理，将居民医保和新农合合并为居民基本医疗保险；将职工医保改为职工基本医疗保险，将以农民工为代表的移动性职工纳入到职工医疗保险体系，实现“三保险一救助”向“二保险一救助”体系的简化，并完善三者之间的转移衔接。根据经济发展水平提升统筹层次，逐渐实现县级统筹向市级、省级统筹的进化，减少转移成本，实现在初期构建基础上的统筹提升。终期规划也是长期坚持贯彻的理念，就是整体上实现三项制度的良性合并和城乡一体化统筹，从而构建覆盖全体国民的、符合和谐社会宗旨的一体化医疗保障体系。实现我国全体居民可以享受统一基本的医疗卫生服务，实现“两医疗一救助”向“一医疗一救助”体系的演变，即职工医保和居民医保实现统筹运作，在统筹层次上逐渐实现省级统筹甚至国家层面的统筹，真正意义上实现全国统一管理和全面化、多层次的转移衔接，在筹资水平、补偿报销标准、医疗服务水平上实现全国一体化统筹，提高抗风险能力，从而实现我国特色的一体化城乡医疗保障体系的构建。

三、统筹一体化医疗保障体系的指导思想和原则

（一）指导思想

在构建一体化城乡医疗保障制度过程中应该坚持科学发展观的指导思想，坚持以人为本，全面、协调、可持续发展指导原则，政府在统筹过程中有机地协调城乡医疗保障制度之间的关系，从管理机制、监督机制、运行机制和医疗卫生资源配置上做到全面、协调、可持续发展，做到范围覆盖全面、横向统筹协调城乡和各部门主体、纵向上实现长期的可持续发展和不断完善。

（二）基本原则

在统筹我国城乡一体化医疗保障制度过程中，首先，应该坚持统筹城乡发展的原则，这是构建和完善的前提和基础。随着我国总体GDP升至世界第二位，仅次于美国，我国政府逐渐将发展目标瞄向民生工程，医疗保障体系作为民生工程的保障性内容必须坚持统筹兼顾城乡的原则。其次，要坚持政府主导与引进市场机制相结合的原则，即政府作为责任主体，为人民服务是其义不容辞的责任，作为社会主义国家我国政府应该科学适时发挥其宏观调控功能，积极地推动医疗保障体系一体化的构建，同时完善相关法律法规和政策的制定和实施，从制度上和法律上给予保障。政府要加大对医疗保障，尤其是农村医疗保障方面的投入，保证医保资金的稳定增长，并承担起监管的责任，建立科学高效的监督管理制度和机构设置，保障医疗资金和机构的良性运转。此外要积极引入市场机制和力量促进医疗保障事业的发展，在补偿方式和私人医疗服务方面做到公平、公正、公开，一视同仁，一律以质量定评价，鼓励社会团体和私营企业兴办社会医疗机构。

在整体发展进程中要坚持医疗保障体系水平与生产力相适应、循序渐进的原则。医疗保障构建的初衷是解决广大老百姓的基本医疗卫生服务，在实际完善过程中要符合社会发展和生产力的发展规律，医疗保障和国民经济是相互促进相互制约的，目前我国农村的医疗保障水平落后于我国整体的社会经济发展水平，制约着农村经济的发展，因此现阶

段要重点促进农村保障制度的完善,与城镇医疗保障体系尽快衔接。此外,还要做到良性衔接的原则,在制度体系、管理机制、运行机制和资源配置方面真正做到切合经济发展水平,合理衔接。

四、统筹协调城乡保障制度的具体内容

(一)统一协调筹资水平和层次

从医疗保险的理论来看,筹资机制和水平与参保对象的补偿标准密切联系,必须坚持筹资模式的合理性、科学性和稳定性。作为一体化的物质保障,稳定科学的筹资机制是构建和完善一体化医保体系的关键,医疗保障体系的各大组成部门的资金来源必须得到充分的保障。在现行的医疗保障体系中,国家对企业和个人的缴纳部分是有严格规定的,具有鲜明的强制性,而政府部门承担各地经济社会水平差异带来较大的变动性,应加大对政府财政投入的重视力度和规范化管理,逐渐形成科学健康的增长机制。城乡医疗保障制度在筹资水平方面要完成统筹衔接,这就要求职工医保、居民医保和新农合三项制度要逐渐实现筹资额度的公平性,目前职工的缴费标准根据工资水平确定,延续了传统的国有企业的保障模式,福利性很强,导致出现小企业压力大和资金利用率低并存的困境,居民医保和新农合的缴费标准和当地的费率相关,三者缺乏统一性。应根据健康平等和责任分担原则对三者的目标群体和缴费标准进行科学的界定,并随着时间的推移和经济的发展不断提高统筹层次。由于农村经济与城镇经济有一定的差距,因此政府在农村医疗保障方面应该增加政府的支持力度,加大对农村医疗保障基金的投入,政府也可以与城镇企业建立合作关系,促进更多的企业走进农村,在开发农村资源的同时方便农民就近工作,提高收入水平和生活水平;但是作为农村的主体,农民自身也要尽量提高家庭收入,从而保证参保费用的缴纳,最终保证在国家财政给予适当帮助的前提下农村医疗水平能尽快与城镇医疗水平相对接。

(二)管理监督机制的统筹规划

管理监督机制为医疗保障体系的正常运行提供组织保证,科学地完

善管理监督机制可以较好地应对医疗保障体系专业性强、程序繁杂和资金流动繁多的疑惑。现行的三项制度存在多头管理和监督分散的境况,三者管理机制不统一,导致管理成本的上升和效率的降低。如何去完善一项体制,主要可以从两个方面入手,即管理体制的内容和管理体制的执行者。首先,我国城乡医疗保障体系的管理体制因政治、经济、地域等原因具有不同的特征,城镇医疗是以省级为最高层次建立的纵向管理体系,新农合则主要是以县级单位为主建立的纵向管理体系,目前存在的最大问题是管理部门较多,部门之间缺乏有效的信息沟通和交流,且社会对管理部门的监督体制不是很完善。基于上述情况,政府部门应该将医疗保障部门简约化,实现管理体制的一体化、标准化和信息网络的公共平台建设,在居民的健康管理方面优化资源分配,在目前一体化城乡医疗保障体系构建难以实现的背景下先实现管理机制的统筹协调,建立专门的医疗保障管理部门,负责城镇医疗保障和新农合的管理和操作,坚持统一科学决策,合理配置资源,统筹城乡医疗保障协调发展,对农民工等流动人员做到正确科学的转移衔接,实行异地人员的补偿机制,实现跨地区、跨省域的统一。先进的网络服务平台和社区信息平台可以积极地促进医疗保障体系的运行,可以有效地方便广大参保居民获取就诊信息,一定程度上减少了就诊费用,缩短了就诊周期,缓解就诊压力,能为居民提供就医信息管理、登记参保和咨询查询等便捷服务,这可以极大地提高现行管理部门的经办机构的工作效率。在监督方面,政府应该起到带头作用对医保管理部门的工作程序、信息管理进行督促,同时要鼓励社会居民对医保管理部门进行监督。其次,作为制度的执行者,医保部门工作人员的业务水平和职业素质直接关系到城乡医疗服务的差距,为了更好地构建一体化的医保体系,政府及医保管理部门应该定期组织城镇医疗部门和新农合的工作人员进行业务和技能培训,从而缩短城乡医疗保障的工作服务水平差距,有利于城乡医疗一体化的构建和发展。

(三)建立城乡统筹的医疗救助体系

相较于基本医疗保障体系,医疗救助制度也是城乡医疗保障体系的重要部分,在城乡居民遇到突发情况时可以在一定程度上提供补偿和便利,从而减轻压力。统筹城乡医疗救助体系在现阶段就可以实现城镇和乡村之间的衔接和统一,实现县级乃至市级的统筹,在统筹水平上随经济发展而逐步提高。一方面,在发展中期将城乡统筹的医疗救助体系与基本医疗保障体系进行有效合并,例如,对于特病或者大病患者,政府在提供基本医疗保障的基础上可以根据具体情况给予一定程度的医疗救助,或者先直接给予医疗救助等,这样可以保证患者及时有效地获取补偿救助,真正做到便民。另一方面,政府部门应该完善相关法律法规和行政规章制度,合理明确医疗救助体系的内容和覆盖范围,做到统一化、规范化管理;并尽可能在医疗救助模块做到专款专用,提高财政资金的投入,鼓励社会资金力量的加入,通过捐款、发行彩票和举办公益活动等方式扩充救助资金的筹资渠道。

五、统筹城乡医疗保障体系的保障措施

(一)加强医疗保障法制性建设

一体化的城乡医疗保障体系涉及全国范围内的资源调配,涉及劳动、卫生、经济社会、教育和就业等多方面的利益主体的分配,内容繁杂、关系重大,医疗保障制度作为党和国家一项保证居民可以享受最低医疗的政策,其内容本身就要求国家应该赋予其法制性和强制性,任何制度只有得到法律的保障才能有效地得以长期实施,真正做到利国利民。我国目前在构建城乡医疗保障一体化的过程中还缺少完善的法律体系,这使得城乡医疗保障制度在具体实施过程中具有很大的随意性和偶然性,很容易导致社会居民对这项制度缺乏信心,且管理部门和定点医院经常发生事故和违规。因此一体化的城乡医疗体系需要法律的保障,只有将其予以法治化,才能真正实现保障城乡居民切身利益的目标。应该尽快出台如《医疗保险法》等纲领性法律,将统筹医疗保障上升到国家意志,提高其广泛的法律约束力,并就具体的法律法规细节科学制定,根据我国的发展水平不断补充和完善;在法律法规执行过程中做到执法必严、违法必究,真切地做到保障老百姓的基本医疗保障权益。

（二）统筹城乡经济发展和基本公共卫生服务均等化

目前我国城乡医疗保障水平的差距主要由城乡的经济发展水平制约，农村经济发展缓慢导致新农合的参合水平提升较慢，农民的素质和思想观念落后，因此要统筹城乡经济发展，缩小城乡的经济社会发展差距，充分利用乡镇企业激活农村的经济，促进农村发展，增加广大农民的物质收入，实现全体农民自身具备缴纳参保费用的能力和意识。这就需要政府部门加大农村基础设施建设和乡镇企业的投入和财政支持力度。一方面，大力鼓励和推进高效高产农业经济的发展，实现各地区农业经济产业化高科技化进步，同时保障对农民的业务技能培训，发展农产品的附加价值，多渠道多路径为农民增收，从而缩小城乡居民的经济差距和收入差距。另一方面，卫生部门要扩大公共卫生服务的覆盖面，构建科学和谐的基础设施发展体系，高效整合公共卫生服务资源，提高利用效率，根据各地的具体经济情况免费或者减额为广大老百姓提供基本的医疗保健和日常医疗卫生服务。

（三）提高医疗服务队伍的整体素质

现行的医疗保障体系服务队伍存在人为操作、法律意识较弱、业务素质较低、地域化特征明显等缺陷，因此应该整体提高医疗服务队伍的综合素质，政府部门和相关机构应加强对他们的培训，定期开展业务技能和职业道德素质的教育和考核，对不符合医疗保障宗旨或者有危害公民医疗保障行为者应及时将其剔除出服务队伍。现行新农合的服务队伍整体水平较低，与农村落后的经济社会环境形成恶性循环，严重制约了新农合乃至城乡医疗保障统筹的发展进度。创新性地加强与地方高校的合作，培育储备大量业务能力强、道德水平高、综合素质扎实的工作人员。

（四）适时改革城乡二元化的户籍制度

我国的户籍制度自中华人民共和国成立以来就一直呈现二元化的特征，在统筹城乡一体化的医疗保障体系背景下，城乡户籍的差异性、区域性和制约性显得尤其明显，特别是农民工等流动人口的存在，使得户籍制度需要迫切地进行改革和完善。现行的户籍制度设计内容广泛，与每位公民的教育、就业、养老、住房等形成密切的联系，因此现行的户籍制度不可能迅速地实现由二元化向以身份证为管理主体的一元化进化，但是随着经济社会的发展，结合国外先进经验，笔者建议适时地逐步取消户口迁移的复杂约束条件，慢慢从试点走向普及，实现全国范围内以身份证管理为核心的一元化户籍制度，从根本上保障一体化医疗保障体系的构建和运行。

第六章 城乡医疗保障制度统筹一体化研究

第一节 城乡医疗保障制度统筹一体化概述

一、城乡一体化的概念

在城市化进程不断加快的背景下，我国越来越多的农村开始转向工业化发展道路，农村地区的现代化发展致使城市和乡村之间的界限日渐模糊，初步实现了城市与乡村的融合。依据马克思主义经典理论，随着经济的不断发展，城市与乡村之间将经历城乡依存、城乡对立和城乡融合三个辨证发展的阶段，在城乡融合下全体成员共享创造出来的福利得到全面的发展。随着我国经济快速发展，城乡间差距不断扩大，城乡一体化观念渐渐引起相关领域的关注。但“城乡一体化”一词仍是一个全新的概念，经济学、规划学、生态学等各学科对这一词语的理解各不相同，国内对其具体内涵尚无定论。

我国特色的城乡一体化是指在尊重发展差别性与互补性的基础上，打破城乡分割壁垒，将城乡作为一个整体进行合理规划、安排，推进城乡各种生产要素的自由流动，城乡各类资源的科学、高效配置，以及城乡经济与社会的协调、健康发展。在这个过程中，城市和乡村在经济、社会、文化、生态等多个方面相互渗透、相互融合、相互促进，充分发挥各自的优势和互补作用，使城乡共享现代文明。城乡一体化主要包括城乡发展空间上的谋划布局一体化、城乡经济发展方面的产业分工一体化、城乡公共服务方面的基础设施建设一体化、城乡社会事业方面的医疗卫生、教育、就业等发展一体化、城乡社会发展方面的物质与精神文明建设一体化等内容。推动城乡一体化进程的动力主要来源于以下两个方面。

益，循序渐进地破除城乡二元医疗保障格局，这种观点明确了城乡医疗保障一体化需要坚持的指导思想，因而具有较强的指导意义。顾海等认为，城乡医疗保障一体化(统筹城乡医疗保障)是指在城乡统筹发展的背景下，从国民经济和社会发展的全局高度，把职工医保、居民医保和新农合划为一个医疗保障体系，进行统一的谋划和制度安排，破除户籍、身份和职业方面的界限，保障全体公民均能自由、平等地享受基本医疗保障权利。

关于“城乡医疗保障一体化”一词的内涵，笔者的理解如下：城乡医疗保障一体化是我国城乡一体化发展的重要组成部分，需要通过医疗保障制度变革与政策调整，将城市和农村的社会医疗保障制度作为一个整体统筹谋划，打破长期形成的、城乡分割的二元医疗保障结构，逐步缩小城乡居民保障待遇差距，建立全面、协调、健康发展的医疗保障体系，使城乡居民享有均等的医疗保障机会、同等的医疗保障待遇，从而改善所有国民的健康水平与生活质量。

（二）城乡医疗保障一体化的特征

我国现阶段城乡居民经济收入差距较大，推进城乡医疗保障一体化需要一个漫长的发展过程，笔者所理解的城乡医疗保障一体化应具有以下特征：①在实施过程方面，城乡医疗保障一体化需要一个循序渐进的长期发展过程，因此兼顾原则性与灵活性应贯穿一体化始终，依据不同改革阶段出现的新情况及时调整相关政策。②在制度设计方面，新型城乡基本医疗保障制度应在覆盖全体城乡居民的基础上，消除户籍身份界限，城乡居民享有均等的医疗服务利用机会，实现医疗保障结果公平。③在管理体制方面，城乡医疗保障一体化后应实现管理经办机构的统一，城乡共享统一的信息管理系统和服务平台，在一定程度上使管理服务效率和资源利用率得到提高。

第二节 国外城乡医疗保障制度统筹一体化的借鉴

时至今日,世界上许多国家结合当地的经济、文化、人口等多方面条件,建立了各具特色的、多层次的医疗保障制度。了解其医疗保障制度的发展情况,研究其在城乡医疗保障建设方面的成功经验,这对推进我国城乡医疗保障制度一体化发展具有借鉴价值。

一、国外城乡医疗保障制度模式

一个国家构建的医疗保障模式是和这个国家的政治体制、经济发展水平、社会状况等基本情况息息相关的,根据城市和农村医疗保障之间的关联程度大致分为城乡相对独立模式和全国统一模式。

(一)城乡相对独立模式

德国、法国、奥地利、西班牙、韩国等国家基于本国农业生产经营的各方面情况,认识到农民很难和城镇职工实行统一的医疗保障制度。因此,针对农民的健康保障问题专门建立了医疗保障制度。例如,法国的法定医疗保险按覆盖行业或阶层可以分为5种不同的类型,其中第一类是企业基本医疗保险,它覆盖了城镇工商企业职工及其家属,约占全国人口的70%;第二类是农民基本医疗保险,涵盖了从事农业的工人和经营者,约占总人口的7.84%。德国的法定医疗保险主要分为以下两种类别:一种是普通疾病保险,主要覆盖产业工人、企业职员、失业者等群体;另一种是农业者疾病保险,主要涵盖对象是农业劳动者。

(二)全国统一模式

国外部分福利国家和正处于经济转型期国家在医疗保障制度安排上推行全国统一模式,例如,英国、荷兰、俄罗斯以及巴西等国家,把农村医疗保障归入全国统一的健康保障体系。英国建立的国家卫生服务制度,农业人口的医疗制度和城市人口没有任何差别,全体国民享有基本免费的医疗服务。俄罗斯根据1991年颁布的《俄罗斯联邦居民医疗保险法》建立了两种类型的基本医疗保险，一种是强制医疗保险，另一种是自愿医疗保险。其中强制医疗保险覆盖了包括农村居民在内的所有俄罗斯公民，保障全体公民都有资格享用免费医疗帮助。此外，在部分处于经济转型期国家，其国内经济进行转型的同时，相应的医疗保障领域也进行了较大变革，正逐渐形成涵盖城乡全体居民的全国统一医疗保障模式。

二、典型国家的城乡医疗保障制度

（一）英国的国家卫生服务体系

英国在1948年根据《国民健康服务法》建立了全民福利性的国家卫生服务制度（National Health Service，简称NHS），向全体居民（包括外国人）提供全面、平等的医疗服务，根据患者的实际需求而不是其支付能力来提供医疗服务。中央政府对国家卫生服务制度实行计划管理，并由区域管理机构负责具体实施。NHS资金来源于国家税收和社会保险基金，其中政府财政承担了其运行费用的4/5左右。因此，国家在该体系中占据着主导地位。

英国的医疗卫生服务体系主要由以下三部分构成：①社区医疗服务保健体系，为社区居民提供广覆盖的初级医疗保健服务。②按行政区域设立的全科诊所，主要是接受行政区域内居民的就诊以及向辖区内的家庭供应私人保健医生。③政府办立的综合性全科医院，为全市市民提供更加专业、全面的医疗服务。全国绝大部分的公立医院、医师及护士都按合同受雇于国民卫生服务系统，负责向国民提供各种免费的或低收费的医疗服务项目，让全体国民都能平等地享有国家医疗服务。

英国的NHS模式具有普遍覆盖、全面受益、基本免费等特征，保障了全体国民享有初级卫生保健的公平性和国民的生活质量。但NHS模式也有其局限性，存在着医院运行效率低下、病人就诊等候时间过长、医疗经费持续上涨等问题。

（二）日本的国民医疗保险制度

日本从20世纪60年代起推行全民医疗保险制度，强制性要求所有国民参加社会医疗保险制度,实现了“全民皆保险”的目标。日本的全民医疗保障体系主要由以下两部分组成:一种是雇员健康保险制度,另一种是国民健康保险制度。

此外,还有其他制度框架体系,如特殊行业健康保险制度、老年卫生服务计划以及私人医疗保险制度等制度框架体呈现鲜明的多层次性特点。

雇员健康保险,其覆盖对象包括企业、公司和机关团体的雇员及其家属人员,其中500人以上雇员的大企业的健康保险由企业管理,5人以上雇员的中小企业的健康保险由政府管理。其健康保险筹资主要由参保者个人和所在单位共同承担,个人缴纳的保险费与参保者所属的月收入等级相关,个人收入水平愈高,缴纳的保险费愈多。从支付水平上看,保险机构支付参保人员门诊与住院医疗费用的比例高达90%。

国民健康保险是一种具有地域性特征的医疗保险,其覆盖范围包括个体户、农民、退休和失业人群等,由地方各级政府负责管理。当参保者陷入生病、伤残和生育等困境时,具体由参保人居住地的地方政府来提供保险服务。其资金主要来自个人缴纳的保险费和政府的财政补贴。国民健康保险的支付水平相较于雇员健康保险略低,因此日本在之后实施的医疗保险制度改革中适当提高了某些参保者的缴费比例。虽然国民健康保险与雇员健康保险之间的缴费水平高低不同,但二者在门诊治疗、住院医疗服务、处方药等基本医疗卫生服务项目方面的设置上是一致的。

日本的全民医疗保障制度具有如下几方面特点:一是根据人群特点将保险对象进行了不同层次的划分,科学地制定了保险种类,使医疗保险制度覆盖全体国民;二是国家和地方公共机关共同负责医疗保险制度的运营和管理,国家统一立法和政策,由地方分级分层管理,以保证制度运行的公平性和稳定性;三是对符合资格的国民实行强制加入的规定,对保险制度而言避免了冒名顶替等不良现象,也对国民起到防范疾病风险的效果。

（三）韩国的医疗保险制度

韩国在1963年开始颁布实施第一部医疗保险法，之后经过多年的不断修正和完善，至今已形成一个覆盖全体国民、政策与管理统一的医疗保障体系。韩国的医疗保险制度在初期侧重于医疗保险基础设施方面的建设，后来逐步发展为以雇主为基础的医疗计划，1981年政府公务员和教师被纳入国家的医疗保险计划中，直至1989年覆盖至农民、自由职业者和低收入人群等剩余人口，基本实现了医疗保险覆盖全民的目标。自1998年起，韩国的各种医疗保险基金先后经过了多次的合并，在2003年最终成立了全国统一的医疗保险基金。

韩国的医疗保障制度体系主要包括以下4项制度：雇员健康保险（覆盖企业职工、政府公务员以及私立学校教师及其家属）、家庭健康保险（覆盖个体经营者的家庭）、国家医疗救助制度（覆盖低收入和无收入人群）和私人医疗保险。医疗保险筹资标准均统一为工资收入的5.89%。在企业中由雇主和雇员各承担50%；在私立学校中由雇员缴纳50%，雇主缴纳30%，剩余的20%由政府补贴；政府公务员和政府双方各承担50%。家庭医疗保险的缴费标准以家庭为单位根据家庭人口规模、收入水平、性别及年龄等因素确定。医疗救助制度的保障资金来源于中央政府财政和地方财政，二者分别负担80%和20%。雇员健康保险和家庭健康保险的医疗保障待遇是基本相同的，并且要求个人负担较高的自付费用比例，因此许多居民通过选择商业保险公司参加私人医疗保险。

韩国的医疗保险制度含有以下几方面特点：一是保险费率低，这很大程度上促进了制度覆盖面的扩大；二是政府补贴额度高，中央政府对医疗保险的补贴总额曾一度高达基金收入的44%；三是管理体制分散，各项医疗保险制度不但分立运行，而且管理方式也是分散的，因此这类管理体制提高了雇主参加医疗保险的积极性，适度减轻了政府的财政负担。

（四）巴西的“统一医疗体系”和“家庭健计划”

巴西于1988年根据新宪法建立“统一医疗体系”（Unified Health System，UHS）。UHS秉承以下几点原则：为所有国民提供免费的基本医疗；

基本保健机构负责向国民提供卫生保健服务，并作为进入卫生领域的初级门槛；为促进公平按需分配医疗资源；采取分权化方式管理卫生保健。该体系由各类医院、公立卫生服务站、社区卫生服务机构、制药厂、血库、医疗科研机构以及私立医疗机构等组成，由各级卫生管理部门统一领导。巴西的社会福利部负责统一管理国家的医疗保险事业，同时在社会福利部下面设立国家医疗保险协会，其可以自己举办保险医疗机构并且实施专门管理。巴西公民可以通过参加医疗卫生委员会的途径，积极参与制定相关医疗卫生政策，并对其具体的实践情况进行实时监督。所有医疗机构采取“分区分级”的诊治原则，全体居民看病时实行社区首诊制，若病情严重无法治疗则可转向上级医院并且要逐级转诊。UHS强调各级政府共同承担改善公民健康的责任，采取公共财政筹资的形式来筹集卫生费用，规定联邦、州和市三级政府按一定比例分担卫生经费。

针对偏远地区农民和城市贫困居民的医疗保障问题，巴西于1994年推出“家庭健康计划”。该计划主要由家庭健康小组负责实施，每个健康小组由至少1名全科医生（或家庭健康医生）、1名护士、1名助理护士以及4至6名社区健康代理构成，负责开展一系列的初级保健、妇幼保健、公共卫生和疾病预防控制等活动，并由联邦和各州政府提供经费支持。为激发农村医疗服务者的积极性，政府不仅给予服务者生活方面的补贴，还根据其服务量给予适当奖励。此计划推行以后显著提高了巴西农民的医疗可及性，普及率达到90%以上。

“统一医疗体系”在改善巴西国民健康程度、降低婴儿死亡率以及遏制各类传染病与流行病等方面起到了重要作用，但同时存在着医疗卫生机构服务效率和服务质量低下的问题。

（五）墨西哥的医疗保障体系

墨西哥的医疗保障体系主要由以下三项核心制度构成：一是全国职工社会保险协会，该协会由社会保障局主管，主要参加对象是私营企业职工和农业工人及其家属，约占总人口的50%，保险基金的筹集大部分来自雇主与雇员参保缴纳的保险费，此外联邦政府会给予少量的财政补贴。全国职工社会保险协会实行分区逐级转诊医疗，参保者要到社会保一是城市向农村的扩张中,不断吸纳农村剩余劳动力进入城市的现代化建设中,同时将城市的要素资源和精神文明输送到农村,使城乡之间相互融合,逐渐形成一个高度关联的社会体;二是政府发挥城乡统筹规划、政策导向、制度保障等作用,引导城乡之间互补协同、协调发展。

需要指出的是,城乡统筹与城乡一体化并不完全等同,二者既有相同之处,又有区别。他们都将城市与农村的多方面发展作为一个整体来考虑,但城乡一体化强调的是城乡协调发展的结果,是一种需要长期拼搏的目标,而城乡统筹强调的则是以统筹理念来指导经济社会多方面发展的过程,是一种工作思路与方法。城乡统筹是为实现城乡一体化目标而实施的手段和策略,而城乡一体化是一个循序渐进、逐步发展的漫长过程,不可能一蹴而就。

二、医疗保障的概念

医疗保障是一个国家的社会保障体系的构成单元之一,是指国家为保障社会成员的健康,借助法律法规手段给予其医疗费用和医疗服务的一种社会保障制度。医疗保障制度体系是由多种保障制度单元构成的集合,是一个庞大、复杂的体系,它的发展和演变经历了漫长的历史时期。医疗保障制度的建立和发展与社会经济、政治环境有着密不可分的联系,因此它的构成内容并不是一成不变的。我国现已构建的医疗保障体系主要由基本医疗保险、补充医疗保险和商业医疗保险以及医疗救助制度等部分构成。

三、城乡医疗保障一体化的概念

(一)城乡医疗保障一体化的内涵

关于城乡医疗保障一体化的内涵,国内尚无明确定论。王保真等认为,医疗保障城乡(统筹)一体化就是要立足全局,把统筹兼顾作为根本方法,以缩小城乡居民筹资水平与保障待遇差距为最终目标,从整体角度将城乡医疗保障发展纳入统一的经济社会大系统中,打破城乡分割的局面,构建新型城乡医疗保障关系,优化城乡间的医疗保障资源配置结构,改进制度的整体效能与结构,科学性地调节城乡参保居民的相关利障局系统下的医疗机构就医才可获得免费的医疗卫生服务。二是国家职工社会保险协会,由公务员社会保障和福利局主管,主要参加者是政府工作人员、文教科研人员和国营企业职工及其家属,其管理方式上大致与全国职工社会保险协会相似。三是大众健康保险,由联邦卫生部负责实施,主要参加者是偏僻地区的农民和城市贫困居民,保险基金主要由联邦、各州政府和参保者共同承担,联邦政府对每个家庭的财政补助都是固定的社会定额,参保人以户为单位按家庭的收入水平缴纳保险费用,设定上限为5%。参保后家庭所有成员都能享有医疗保险服务,无需支付任何费用。

墨西哥的医疗保险组织自建医疗机构,向参保者直接提供医疗卫生服务,。按规定,参保的患者除急诊服务外不得到系统外的医疗机构就医。国家卫生部仅拥有少量的医疗机构,因此政府从保险协会所属的医疗卫生机构处购买服务。墨西哥的医疗保障制度在实现全民覆盖方面取得了积极成效,为其他国家的探索实践提供了借鉴经验,但面临着各项保障制度条块分割、医疗机构重复建设、卫生资源配置不当、医疗服务公平性低下等问题。

三、典型国家城乡医疗保障的经验与启示

(一)强化政府在医疗保障制度中的责任

从对国外医疗保障制度的分析中可以看出,各国都把构建和完善医疗保障体系视为政府必须承担的责任。医疗保障的准公共产品属性决定其不能完全通过市场来提供,需要政府的政策引导和财政支持,为医疗保障系统的顺利运行保驾护航。例如,英国政府在实施国家卫生服务制度中发挥了主导作用,承担了制订政策与法规、提供财政资金和监管医疗服务机构等一系列基本职能。巴西政府重视国民的初级卫生保健,在其推行的"家庭健康计划"上给予有力的财政支持,提升了国民在疾病预防、健康保健、基本医疗服务等方面的可及性。虽然我国的医疗保障体系逐步呈现出政府主导、责任多方分担、制度多层次性等特征,但现行的医疗保障体系下各级政府的财政支持力度明显偏低,使其在公共服务

中的责任被淡化。因此，我国在医疗保障制度的实施中，应明确并强化政府的管理职能和职责，积极调整财政预算和支出结构，为城乡居民提供适当的医疗保障。

（二）健全完善医疗保障体系的法律法规

健全而完善的法律法规体系是保障社会保障制度正常运营和有效管理的重要前提。纵观上述国家的医疗保障体系发展历程，可以发现各国都制定了关于医疗保障的法律法规。例如，日本在建立医疗保障制度之前先行出台相应的法律，并随着时间的推移和形式的变化不断调整和完善，至今已形成较为完善的法律保障体系。英国也先后颁布了《国民保险法》和《国民健康服务法》，以保障国家卫生服务制度的顺利实施。我国的医疗保障制度经过多年发展已在制度上覆盖全部城乡居民，但相应的法律保障体系建设仍旧滞后。目前我国已颁布《社会保险法》，随后应着手制订《医疗保险法》，明确医疗保障中各方的权利和义务。通过法律来规范政府行政管理职能、完善监督制约机制，进而实现科学管理卫生事业，保障城乡医疗保障制度一体化的顺利进行。

（三）视维护农村居民和弱势群体的医疗保障权益

国外大部分国家在建立覆盖贫困、失业等弱势群体的医疗保障制度时，会结合该群体抗经济风险能力较差的特点，其医疗保障形式和保障水平都会有所不同。例如，德国医疗保障制度对收入低于一定标准的居民免除缴费义务，可直接参加法定医疗保险。墨西哥对偏僻地区的农民和城市贫困居民提供免费医疗。我国农村人口占总人口的比重较高，因此贫困及弱势群体也占到相当大的比例。应充分重视农村居民和弱势群体的医疗保障权益，通过建立健全医疗救助体系，保障该群体享有基本医疗服务，为城乡医疗保障制度的一体化创造良好的基础环境。

（四）建立城乡一体化的医疗保障体系

从发达国家医疗保障制度发展轨迹中，可以看出医疗保障覆盖路径大多是先城市后农村，最终实现城乡医疗保障一体化的目标，城乡之间的医疗保障差别基本消除。例如，日本医疗保障体系的完善经过了以劳动者为中心拓展到全民保障的历程,其政府格外重视偏僻地区的健康保障,实施卓有成效的措施来缩小城乡差距。现阶段我国的医疗保障体系已在制度上初步实现了城乡居民全覆盖,伴随着城镇化速度的加快和流动人口数量的增长,应积极探索推进医疗保障体系的城乡一体化建设,破除城乡分割的二元结构,通过制度革新和政策调整逐步缩小城乡之间的医疗保障差距,最终使城乡居民拥有相对公平的健康保障权利。

第三节 促进我国城乡医疗保障制度统筹一体化的方案设计

一、城乡医疗保障制度一体化的目标

建立城乡一体化的、公平普惠全民的医疗保障体系需要一个循序渐进的发展过程,不可能一蹴而就,这需要从总体上规划医疗保障城乡一体化发展的实施战略。结合我国现阶段基本国情和经济发展水平,城乡医疗保障制度一体化发展目标可分为近期目标和中长期目标。近期目标如下:制度体系上,建立涵盖所有城乡居民的多元化医疗保障体系,并在此基础上逐步实现职工医保与农民工大病医疗保险、居民医保与新农合制度之间的整合,破除医疗保障的城乡身份界限,形成“二险一救助”的医疗保障格局;管理体制上,整合各项医疗保障制度的经办管理资源,建立比较科学的、效率较高的管理运行机制;统筹层次上,在经济和社会城乡统筹发展的基础上,实现基本医疗保险由县级统筹到市级统筹的提升,建立灵活、便捷的基本医疗保险转移与衔接机制。中长期目标如下:在不断优化现有医疗保险体系的前提下,整合职工医保与城乡居民医保,建立城乡一体化的医疗保险制度和医疗救助制度,并且在二者之间形成有效的衔接机制,基本医疗保险由市级统筹提升到省级统筹,进一步改善城乡所有居民的医疗保障和生活质量,最终实现人人享有基本医疗保障的目标。

二、城乡医疗保障制度一体化的基本原则

(一)政府主导、多方参与相结合的原则

建立城乡一体化医疗保障制度的过程中需要坚持政府主导、多方参与相结合的原则。基本医疗保障作为公共产品,存在因信息不对称、道德风险等带来的市场失灵现象,客观上要求政府承担起城乡医疗保障制度一体化发展中的公共管理和公共财政责任。一方面,政府要发挥医疗保障制度供给的主体作用,制定和完善相关的法律法规和医疗保险政策,承担起医疗保险基金和医疗服务质量方面的监管责任,合理配置城市与农村之间的医疗卫生资源,缩小城乡基本医疗保障差距,构建城乡一体化发展的医疗保障制度运行平台。同时政府需负起保障城乡医疗保障制度一体化发展的财政责任,在基金筹措过程中积极发挥其主导作用,保证医疗保障发展中财政支持的稳定性和可持续性。另一方面,要建立健全医疗保障城乡一体化发展中其他社会主体的责任分担机制,明确各方医疗保险资金筹集责任和医疗费用支付标准,强化个人责任分担及自我保障意识,促进医疗保险基金的可持续发展。

(二)医疗保障水平与基本国情相适应的原则

在城乡医疗保障制度一体化的推进过程中,应遵循医疗保障水平与基本国情相适应的原则。依据我国正处于社会主义初级阶段、城乡经济社会发展不平衡的基本国情,医疗保障项目过多或医疗保障水平过高将会影响医疗保障制度的有效运行。当前我国工业化、城镇化程度还不是很高,城乡居民经济收入仍有较大差距,相对应的农村地区的医疗保障水平与城镇地区相比严重滞后,在很大程度上不利于改善农村居民的身体健康。所以在推进城乡医疗保障制度一体化进程中应着重发展和完善农村地区的医疗保障制度,进而提高农村居民抵御疾病风险能力和健康保障水平。

(三)循序渐进、协调发展的原则

构建城乡一体化的医疗保障体系并不意味着在短期内实现完全统一的基本医疗保障制度,在其发展过程中需要适应我国城乡经济社会发

展的进程。基于我国近些年城镇化进程的不断推进，而二元经济社会局面短期内仍将存在的客观实际，在稳步推进城镇基本医疗保障制度发展的同时，需更加注重农村地区医疗保障制度的发展，渐进性的缩小城市和农村间的医疗保障待遇差距，促进医疗保障在城乡地域间的平衡、协调发展。同时以城乡一体化为方向，循序渐进地调整制度设计与实施方案，破除城乡户籍限制，因地制宜地整合区域内“碎片化”医疗保障制度，并健全不同医疗保障制度间的科学化衔接机制，保障基本医疗保障制度的公平性与可及性，为最终实现城乡医疗保障制度的一体化而减轻阻力。

三、城乡医疗保障制度一体化的主要内容

（一）推进城乡医疗保障制度一体化

1. 推进城乡基本医疗保险制度的整合

由于我国城乡经济发展很不平衡，城乡间短期内仍会存在较大差距。从现有的职工医保、居民医保以及新农合构成的多元化基本医疗保障体系出发，适应城乡经济社会统筹发展的进程，走渐进式的城乡医疗保障制度一体化之路。其发展路径如下：首先，将新农合与居民医保适时采取措施进行整合，建立多方面达到统一的城乡居民医保制度，综合考虑当地的城乡经济发展水平和财政支持能力，稳步推进居民医保制度的同时，逐步提高新农合的统筹层次和保障水平，努力减小城乡居民在医疗保障范围、保障水平方面所存在的差距，适时推进新农合与居民医保的合并，实现二者在筹资标准、待遇水平、管理体制等多方面的统一；其次，将城乡居民医保与职工医保进行整合，建立覆盖全体国民、城乡统一的医疗保险制度。但此时的医疗保险制度并不是指筹资、补偿等多方面的完全统一，考虑到各地城乡居民经济收入和医疗保障需求的差异，制度内设定多层次的筹资标准和保障水平，实现医疗保险制度的相对统一。根据各地基本医疗保险的发展情况，分阶段地提高统筹层次，最终在全国范围内实现医疗保险制度的城乡一体化。

2. 建立城乡一体化的医疗救助制度

医疗救助制度是为城乡贫困居民提供医疗保障的社会福利制度，与基本医疗保险制度共同构成我国的医疗保障制度体系。为了提高医疗救助体系的整体效益，需要科学制定和实施救助方案，探索建立城乡融为一体的医疗救助制度。一方面，政府应重视并承担农村地区医疗救助制度建设的主要责任。为改善农村地区医疗救助的保障程度，各级政府应根据社会经济发展情况动态性增加农村地区医疗救助的财政投入，同时积极拓宽资金筹集渠道，通过鼓励慈善机构参与、企业捐赠、发行医疗救助彩票等方式多方面筹集资金，扩大农村医疗救助基金的总体规模，使农村地区的医疗救助水平不断向城市靠拢，进而为城乡医疗救助制度的一体化建设创造条件。另一方面，建立医疗救助与各项基本医疗保险的有效衔接机制。其通过为贫困居民缴纳部分或全部参保费、降低其医疗保险筹资标准等方式，将该部分人群纳入基本医疗保险体系，实现疾病风险在社会全体成员之间的分摊，提高困难群体抵御因病致贫、因病返贫风险的能力。

（二）理顺城乡医疗保障的管理体制

城乡医疗保障制度一体化建设的趋势决定了理顺城乡医疗保障运行中的管理体制，建立管理部门、经办机构、信息管理系统等多方面统一的管理模式的必要性。在目前发展形势下，我国绝大部分地区的各项基本医疗保险一般由不同的部门负责管理，这种多头的管理体制容易造成部门间协调困难、管理职能交叉、行政责任不清等现象，加大了基本医疗保险之间转移接续的难度，所以应尽快理顺管理体制。社会保障部门在医疗保险管理运行、基金征缴方面拥有充分的实践经验，而卫生部门熟悉医疗服务专业知识，掌握医疗需求信息和医疗资源分布情况，明确医疗保障管理责任的部门归属是医疗保障管理体制的核心问题。由于新农合与居民医保在筹资模式、保障水平、定点医疗机构管理等方面具有很强的相似性，笔者建议优先将二者归并统一由一个部门管理，待时机成熟时将整合后的城乡居民医保与职工医保统一划归到人社部管理，并建立健全相关的问责机制和监督机制。与此同时，推进经办机构和人力资源的整合，建立城乡统一的医疗保险经办机构和信息管理系统，统一各项基金的管理和政策安排，推动信息资源城乡共享，简化参保人员的办事程序，提高经办管理服务效率及降低行政管理成本，为城乡医疗保障制度一体化进程的推进创造良好的外部环境。

（三）建立城乡协调的医疗保险运行机制

1. 建立城乡一体的医疗保障信息网络服务平台

要推进城乡医疗保障一体化发展，健全并完善城乡一体的信息网络服务体系，是不可或缺的管理基础与手段。一是要在建立健全农村医疗保障经办机构网络服务硬件设施的基础上，整合城乡医疗保障信息管理系统，统一操作软件和信息标准，建立城乡信息资源共享、服务效率较高的信息化经办服务平台；二是要健全定点医疗机构和社区卫生服务机构的信息网络平台，为城乡居民提供高效便捷的网络化服务；三是要建设业务精良的现代信息技术人才队伍，全面负责医疗保障网络系统的优化升级和日常的管理维护工作，保障经办业务网络管理系统的高效运行。建设城乡一体的信息网络服务平台适应了参保人异地就医结算、流动人员医保关系转移与衔接的实际需求，顺应了城乡医疗保障的一体化运行趋势。

2. 健全城乡医疗保障基金的管理和监督机制

整合各项基本医疗保障基金的经办管理机构，构建权责分明、高效运作的基金管理和监督机制，可以有效降低制度运行的行政成本，同时提升医疗保障基金的运转效率。此外，要加强医疗保障基金的科学化管理，科学测算缴费水平并根据筹资水平合理调整待遇标准，避免医疗保障基金的过多结余和闲置情况，提高统筹基金的使用效率；各级政府要健全医疗保障基金的投资机制，积极探索多元化基金投资方式，如进行债券投资、基金投资或委托专门的投资运营公司管理，实现医疗保障基金的保值、增值；同时要完善医疗保障基金运作过程中的监督机制，加强基金收支、运营的统计分析和动态化管理并建立基金风险预警机制，加强医疗服务行为、基金经办队伍的监控力度，规避基金运行过程中的潜在风险。

3.建立城乡医疗保障制度的转移衔接机制

在市场经济快速发展的背景下,我国城镇化进程加快的同时,灵活从业人员在城乡间、职业间及行业间的流动愈加频繁,迫切需要建立各项基本医疗保障制度之间的转移接续机制,科学合理地设计解决医保关系转移衔接过程中参保年限的计算、相关利益的转移、待遇水平的调整等问题,使流动参保人员能够根据职业的转换和经济收入的变动,灵活选择与自身承担能力相符的医疗保险项目。同时,加大政府财政对农村医疗保障的支持力度,改善农村地区的医疗保障现状,逐步减小城乡居民间的保障差距,为制度之间的衔接留有余地;在经办服务上,规范各项医疗保障制度之间的转移、接续运行机制,在统一的信息网络服务平台上实行信息化管理应遵循医疗保险中的"大数法则",在各项医疗保障制度稳步运行的基础上,适当提高统筹层次,尤其是新农合的统筹层次,扩大基金的抗风险能力,促进劳动资源在城乡之间、地区之间的合理流动,为各项医疗保障制度之间的转换、衔接创造条件。

四、城乡医疗保障制度一体化的保障措施

(一)统筹推进城乡经济发展

提高农村经济发展水平、增加农村居民经济收入是促进城乡医疗保障制度一体化发展的重要基础。统筹推进城乡经济发展,缩小城乡经济发展差距,进而使农村居民的医疗保障缴费能力不断增强,尽快让城乡居民享受同等水平的保障待遇,从根本上实现城乡居民享有医疗保障的公平性。为推动农村经济的健康发展以及农村居民收入的提高,一是要结合经济发展水平健全农村经济发展的动态性财政投入机制。在发展国民经济的同时,根据经济发展情况动态性调节财政对农村基础设施建设的支持力度,并逐步形成投入保障机制和运行管护机制,努力缩小城乡基本公共服务差距;加大对农产品种植、买卖的财政补贴,并在资金上鼓励农业科学技术创新,保障农村农业可持续发展拥有稳定的物质支持。二是要调整农业产业结构以发挥农业的规模优势,发展优质高产的特色产业并形成农产品深加工、销售和服务一体化的产业链条,推进农

业经营的产业化，进而创造更多的就业机会来吸纳农村剩余劳动力。三是要优化城乡产业布局和城乡各种资源要素的配置，强化城市对农村经济的带动、辐射作用，加快推进农村工业化、城镇化进程，实现城乡协调又持续的发展格局。四是要完善农村土地利用制度，采取相关措施促进土地资源的集约、高效利用，提高土地资源的配置效率和要素收益。

（二）加快城乡户籍管理制度改革

基于城乡医疗保障制度一体化发展趋势，若想减少城乡间的医疗保障差异、促进城乡居民均等享有医疗保障权益，我国迫切需要改革现行的二元户籍制度。目前城乡分割的传统户籍制度是我国计划经济体制下形成的产物，具有典型的户籍性质与社会福利挂钩、抑制人口流动的特点。随着社会主义市场经济快速发展，现行城乡二元户籍制度很大程度上抑制了劳动力资源在城乡、地区、产业间的合理流动和迁移，同时也制约了城乡医疗保障的一体化建设进程。因而迫切需要突破陈旧的户籍观念，改革长久以来施行的二元户籍制度，消除城乡居民因身份差异而在医疗保障、教育、就业、住房等基本权利方面的不平等，建立城乡一体的一元户籍制度，以促进劳动力资源的双向流动和城乡经济的协调均衡发展。要加大对医疗、教育、就业等相关制度的改革，剥离与户籍挂钩的附加福利，真正意义上实现户籍平等；建立统一的人口管理中心和人口信息数据库，理顺人口信息管理体制，从而更好地为户籍制度改革服务；加快户籍制度的相关立法研究，尽早实现户籍制度法律化，为户籍制度改革提供法律保障。

（三）合理配置城乡医疗卫生资源

若要实现医疗保障制度城乡一体化发展的目标，就必不可少地需要推进城乡医疗卫生资源的合理配置。当前在我国医疗卫生资源分布现状中存在着各级医疗卫生机构之间的“结构性失衡”问题，为优化医疗卫生资源配置结构、实现资源的合理布局，扶持与老百姓紧密相关的、特别是乡村地域的医疗卫生机构建设迫在眉睫。一是要发挥政府对医疗卫生事业的主导与调控作用。在继续加大财政对卫生费用投入的前提下，应重点支持卫生资源匮乏地区的医疗事业发展。稳定城市医疗卫生服务水平的同时,战略性调整城乡之间的医疗卫生资源布局,实现卫生资源由城市向农村地区的辐射和转移,形成医疗资源城乡共享的局面。二是要强化基层医疗卫生服务机构的硬件建设。通过财政投入、吸引社会资本等多渠道筹集资金,以改进乡镇卫生院和村级卫生机构的医疗设备、房屋等硬件设施,改善医院的卫生服务环境。同时通过政策支持鼓励优质的私营医疗机构在农村卫生服务领域的发展,以提高农村基本医疗服务质量和水平。三是要提高基层医疗服务人员素质。加强基层医疗队伍的业务知识和技能的在岗培训,并健全医护人员考核制度和激励机制,进而提升基层现有医务人员的医疗服务水平;政府出台相关政策措施,鼓励医学院校定向为农村基层培养稀缺型卫生人才,充实基层医疗机构的人才储量;建立市级医院与乡镇卫生院间的技术交流机制,鼓励城市卫生技术人员到农村基层执业行医,并协助提升基层卫生人才业务素质,实现城乡卫生人力资源充分、有效的利用。

(四)加强医疗保障体系的法律建设

医疗保障制度的健康运行和有效管理离不开健全而完善的法律的支撑。纵观发达国家建立医疗保障制度的发展历程,可以发现其共同经验是先行立法、然后实施。我国的医疗保障制度经过多年发展,已在制度上覆盖全部城乡居民,但相应的法律保障体系建设仍旧滞后。随着医疗保障制度城乡一体化改革的推进,就更迫切需要通过具有权威性和强制性的法律责任制度来规范医疗保障建设的实施目标、制度运行和管理办法,使城乡全体居民的基本医疗保障权益得到法律保障。我国目前已颁布并实施《社会保险法》,从而使社会保障事业开始迈入法制化建设进程。随后应继续立法研究并尽早颁布《医疗保险法》,明确医疗保障制度中政府行政管理职能、监督制约机制、各方权利与义务,从法律角度统一制度体系革新的方案、步骤,为城乡医疗保障的一体化建设提供具有权威性的相关法律保障。

第七章 城乡医疗保障制度统筹模式分析及推进策略

第一节 城乡医疗保障制度统筹模式的归纳与分类

基于城乡二元医保制度中参保身份限制、公平性缺失等问题，笔者认为，统筹城乡医疗保障制度应是站在国民经济和社会发展全局的高度，把职工医保、居民医保和新农合作为一个医疗保障体系，从整体上进行统一筹划和制度安排，消除户籍界限、身份界限和职业界限，保障每一个公民都能平等、自由地享有基本医疗保障权利。需要注意的是，这里的“统筹”并不等于“消除差别、完全统一”，而是强调享有医疗保障的机会均等和自由选择。统筹城乡的主要目的在于消除歧视、缩小差距，具体地说，应满足以下三个条件：第一，不再以户籍、职业作为参保条件，每位参保者可根据自身医疗保险需求和偏好自由选择参保的类型，在医疗费用的补偿待遇上只有参保类型的差异，没有身份的差异，保障城乡居民在参保自由和待遇享受上的机会平等；第二，建立了各项险种之间的动态转换和衔接配套机制，保障全民参加医疗保险后不断保、能续保；第三，统一城乡居民的保障项目和目录（可报销药品、诊疗项目、医疗服务设施）范围，建立起城乡一致的“门诊+住院+大病补充”的补偿结构。

医疗保障是通过资金的筹集和再分配来实现参保群体的风险共担、互助共济的，以往国内研究多以基金融合作为划分标准。笔者认为，统筹城乡医保制度是将医保制度作为一个公共政策或准公共品提供给欲参保的社会成员，其主要目的在于缩小城乡居民福利水平和保障医疗消费的机会均等。在总结各统筹地区基金的作用对象、基金的筹资、补偿标准以及基金整合情况的基础上，我们将城乡医保的统筹模式分为以下三种。

一、“全统一”模式

将职工医保、新农合、居民医保合并为一个制度，三项基金并网管理、统筹调剂，制度内部只设一个基金。筹资上，针对不同人群的支付能力采取“费率相同，基数不同”的筹资机制；待遇享受上，所有参保人都采用完全一致的保障项目和补偿标准。这种模式虽然无法克服城乡二元社会结构所形成户籍身份的区别，但在享受基本医疗保障效益方面却是一致的。

二、“二元分层基金统一”模式

这种模式将新农合和居民医保合并为统一的城乡居民医保制度，两项基金并网结算、合并管理。这样，整个制度框架中包含职工和城乡居民两个险种，参保者可在两个险种间自由选择。筹资上，两个险种采取不同的筹资机制，职工医保由单位和个人共同筹资，城乡居民的保费由个人和财政补贴共同承担。待遇享受上，两个险种采取城乡一致的保障项目，但险种间的补偿标准有所差别。较为特别的是天津、成都等地在制度内部，分设多个缴费标准和待遇层次供参保者自由选择，不同层次基金合并运行、统一调剂。这种模式本质上承认户籍身份、就业与非就业对社会成员在享受医保制度的社会效益方面的差别，是一种相对公平的医保统筹制度，我国将在很长时间里以这种医保统筹模式为主。

三、“二元分层基金分立”模式

打通原先的职工医保、居民医保和新农合三项制度的参保渠道，允许城乡居民自主选择，仍保留不同的筹资标准和补偿标准，三个基金独立运行，江苏太仓、兴化等地都属于这一统筹模式。

此外，还有很多地区将新农合分离出来，划归人社部管理，实现了管理资源层面的整合，但仍然保留职工医保、居民医保和新农合三项制度，并未实现制度层面的统筹，江苏仪征、靖江、海安等地都属于这种情况。这种“管理统一、制度分设”的模式并不属于本书中所定义的“统筹城乡医疗保障制度”的概念范畴，只能算是一种半统筹模式，还需进一步整合。

城乡医保统筹模式比较见表5-1。

表5-1 城乡医保统筹模式比较

模式	筹资标准	补偿标准	基金分类数	制度形式
"全统一"模式	费率相同,基数不同	统一保障项目及补偿标准	一个	基本医疗保险
"二元分层基金统一"模式	职工:单位+个人 居民:个人+财政补贴 职工与居民标准不同	保障项目相同,补偿标准有别	两个	职工医保+城乡居民医保
"二元分层基金分立"模式	职工:单位+个人 居民:个人+财政补贴 职工与居民标准不同,居民分多个筹资标准	保障项目相同,职工与居民补偿标准有别,居民的不同层次补偿标准有别	大于两个	职工医保+城乡居民医保,城乡居民医保内部分若干层次

第二节 城乡医疗保障制度统筹模式选择的影响因素

目前国内学术界普遍认为,我国已经具备全面推进城乡医保制度统筹所需要的条件,但实践中,各地在推进城乡医保制度统筹整合的道路上方法不一、态度各异,城乡医保制度统筹是一项系统工程,涉及体制改革和机制创新,整合模式选择受地方经济社会发展水平、城市化率、城乡居民收入差距、医疗资源分配状况、政府管理理念等因素的影响,而非随意为之。

一、经济发展水平:实现城乡医疗保障制度统筹的重要前提

全面推进城乡医疗保障制度统筹需要具备经济社会发展到一定水平。熊吉峰、陈玉萍等认为,城乡医疗保障制度统筹的主要障碍是城乡之间经济社会方面的差异,一个地区的经济发展水平对城乡医疗保障制度统筹有着最直接的影响,经济发展水平与城乡医疗保障制度统筹筹资

水平之间存在着正相关关系。地方经济发展水平直接反映在当地的人均GDP、城乡居民人均可支配收入、政府的财政收入以及城乡居民收入差距等方面，这些因素又直接影响了城乡医疗保障的筹资水平。一般来说，经济发达地区城乡医疗保障的筹资水平普遍高于经济较不发达地区。城乡医疗保障筹资水平的增长受到参保人经济承受能力和地方财力的直接影响，经济增长可以带动居民收入水平的提升，进而提升参保居民的缴费能力。一个地区的经济发展水平越高，人均筹资标准越高，越能平衡城乡居民待遇水平，越有能力制定较高的医疗报销标准。同时，经济发展水平也影响了参保居民对城乡医疗保障制度整合的态度。通过调查发现，经济发展越发达，当地的参保人越倾向于赞同城乡医疗保障制度的统筹；经济发展越落后，当地的参保人越倾向于反对城乡医疗保障制度。

二、城乡居民的收入差距：影响医疗保障制度统筹进程及模式选择

地区内城乡居民的收入差距会影响到医保制度设计、居民的参保意愿及资金的筹集。城乡居民收入差距较小，其城乡医疗保障制度整合可以采取激进一体化模式，即一步到位实现不同制度的整合，不必分阶段、分层实现制度整合，整合后的医保可以不设层级，统一缴费和待遇标准。城乡居民收入差距较大，其城乡医疗保障制度整合只能采取温和一体化模式，即以循序渐进的方式实现整合，整合后的医保制度要根据不同收入群体的缴费能力及健康状况确定缴费标准及待遇水平。同时，城乡居民的收入差距也影响着居民对医疗保障的需求和支出。根据国际经验，医疗保健需求主要取决于消费者的购买愿望和支付能力，医疗保健支出会随着个人收入水平的提高而提高。随着居民收入水平的提高，医疗保健支出在消费支出中所占的比重会逐渐缩小，并且高收入群体的这一数值小于低收入人群的数值，但是对于高收入群体来说，医疗保健需求的价格缺乏弹性。与此相反，低收入群体医疗保健需求的价格弹性较大，随着收入的增加，低收入群体的医疗保健需求的增加幅度要大于富裕阶层的增加幅度。

三、地方政府的理念创新与财政投入:城乡医疗保障制度制度整合的重要动力与保障

在中央政府尚未出台强制性推行城乡医疗保障制度统筹的法律法规的情况下,地方探索城乡医疗保障制度统筹的实践属于诱导性制度变迁,推行程度取决于地方政府的理念创新。地方政府财政的支持力度关系到城乡医疗医保制度统筹整合后资金筹集的持续性和稳定性,城乡医保统筹层级由县级提高为市级依赖于地方财政的支持。城乡医保统一行政管理体制的建立需要政府强力的推行,城乡医疗保障制度统筹整合前,地方政府需要统一三项基本医保的经办管理机构,整合城乡医保经办管理资源,建立统一信息系统,创新与完善管理体制和机制,从而为城乡医疗保障制度的一体化提供保障。

四、城镇化:城乡医疗保障制度统筹的催化剂

城镇化速度决定了城乡医疗保障制度统筹的进程。城镇化不仅为城乡医疗保障一体化提供了经济基础,而且改变了城乡人口结构和需求,城镇化率越高,城乡医疗保障整合的需求也就越紧迫。城镇化能够大幅度提高劳动生产力水平,是因为工业劳动生产率高于农业劳动生产率,为实行城乡医疗保障制度整合提供了经济基础。经济发达地区具有较高的城市化率和工业化水平,城乡地域界限不明显,城乡流动人员多的特点。城镇化不仅促进了经济的发展和城乡居民的医疗保障需求的增加,而且使城乡居民的医疗保障需求逐渐趋同,催生了城乡医疗保障制度的统筹。城乡人员流动加快带来了城乡医保关系频繁转换的需求,进而促进地方为满足城乡居民异地就医、异地报销的需求而建立一体化的经办管理服务体系,将城乡参保居民纳入统一的信息系统,实现城乡医保管理体制和体系的整合。管理体制的先行整合又进一步促进了城乡医疗保障制度的一体化,由此可见,城镇化在推进城乡医疗保障制度统筹上是一种诱导性制度变迁,它加快了城乡医疗保障制度统筹上的步伐。

五、城乡医疗卫生资源配置区域差异:城乡医疗保障制度统筹的物质基础

城乡医保参保居民最终享受的医疗待遇依赖于定点医疗服务机构的提供,城乡卫生资源配置的状况在很大程度上决定了城乡医疗保障制度统筹的效果。城乡医疗保障统筹在就医管理方面主要采取定点就诊,现行城乡参保居民的医疗服务主要由城乡定点医疗服务机构提供,农村主要是乡镇卫生院、村卫生室;城市主要为三级、二级医院,社区医疗服务中心。市、县、乡三级定点医疗机构构成了城乡医保、医疗服务供给体系,城乡卫生资源的合理配置,城市医院和基层医疗卫生机构的分工协作机制,按照功能定位开展相应的诊疗服务,引导参保居民常见病、多发病患者就近就医,形成参保居民分级诊疗、双向转诊的就医秩序。与经济社会发展和人民群众日益增长的医疗卫生服务需求相比,当前城乡资源配置还存在资源总量不足,质量有待提高,城乡、地区布局结构不合理等问题。

第三节 城乡医疗保障制度统筹模式的分析及优化策略

一、模式各异:城乡医疗保障制度整合的生动实践

在缺乏中央层级顶层制度设计下,各地在推进城乡医疗保障制度统筹进程中,进行了大胆创新,探索出了不同的城乡医疗保障制度统筹之路。根据先行整合地区三大医保制度并轨方式及基金整合、使用情况,笔者将城乡医保整合分为以下三种模式。

(一)“三合一”全统一模式:以东莞为代表

“三合一”全统一模式打破了城乡户籍界限,将职工医保、居民医保、新农合合并为一个制度,用一个制度覆盖所有人群的全民医保模式,三险基金并网管理,实施城乡医保全统一的经办管理模式。这一模式以东莞为代表。在东莞全面实施城乡一体化社会基本医疗保险前,东莞医疗

保障已经实现了“三保合二”,但职工医保和居民医保两项制度还处于分立与分割的状态。城乡居民医保与职工医保相比,在筹资水平、保障待遇、保障内容等方面还存在一定的差距,但随着财政对城乡居民医保的补贴力度逐渐加大,两制度在筹资和待遇差距的逐渐缩小为建立城乡统一的社会基本医疗保险创造了条件。

2008年7月1日,东莞在国内率先全面实现了城乡医疗保障的一体化,在制度设计上遵循了全民医保公平原则,先将三大医保制度统筹整合为两个制度,最后再合并为一个制度,即社会基本医疗保险,实现了城乡医保的一体化运行。东莞市的全民医保的亮点凸显在破除了对参保对象的歧视,实行“五统一”的经办模式,创新了政府投入机制,实现了城乡居民医疗保障水平的公平性等方面。在参保人群的设置上,东莞破除了城乡居民之间、就业与非就业人群之间、正规就业与非正规就业人群之间的分立与分割,用一个制度覆盖所有居民。三险合并后,适时理顺了管理机制,实行统一的医疗保险制度经办管理体制,即经办机构统一、财政补贴统一、筹资标准统一、待遇水平统一、基金管理统一、管理服务统一,体现了基本医疗保险的一致性与统一性。这一模式较高程度实现了城乡医保一体化,虽然针对不同人群的支付能力采取“费率一致,基数不同”的筹资机制,但所有参保人在享受的保障项目和补偿标准方面却是一致的。

城乡医疗保险整合后,待遇形式主要有住院、普通门诊、特定门诊和生育保险四种。住院“大病”医疗费用采用逐步递减的补偿支付结构,也就是说,医疗保险的费用补偿比例随着医疗费用的逐步增长反而逐步降低。虽然这种医疗费用补偿结构与医疗保险原理不太相符,但可以对患病概率较高、医疗费用处于“中低费用段”的绝大多数参保人员给予很好的经济补偿,在全国其他地区尚未见到,可以算是“东莞模式”的特色。在其他补偿项目(普通门诊、特定门诊、生育医疗项目)上,则主要采取固定比例的给付方式。

(二)“三合二”分层保障模式:以成都为代表

这种模式将城乡现有三种基本医疗保险中的居民医保和新农合合

并为城乡居民医保或城乡居民合作医疗制度,形成了职工医保与城乡居民医保或城乡居民合作医疗制度两层医疗保障体系。居民医保和新农合两个制度性质相同,制度框架一致,覆盖人群特征、筹资模式相近,多数统筹地区以这两个制度的整合作为建立城乡一元化医保制度的切入口。城乡发展不平衡,以农业人口为主的地区,一般采取以新农合为基础,将居民医保并入新农合,实现城乡医保制度的整合。以重庆市为例,政府依靠新农合的平台,建立了城乡居民合作医疗制度。在城市化程度高、农业人口占比较少的地区,政府一般将新农合并入居民医保,建立统一的城乡居民医保,成都和东部实行城乡医疗保障制度统筹整合的地区一般采取此种模式。

在制度覆盖上,用职工医保和城乡居民医保覆盖统筹地区内的全部居民。在筹资渠道上,职工医保和城乡居民医保不同,职工医保由用人单位和职工个人双方缴费,城乡居民医保筹资渠道来自个人缴费与政府财政补贴。在待遇享受上,职工医保和城乡居民医保间补偿标准有所差别。在西部的重庆、成都等地区,考虑到城乡居民的缴费能力的差别,分设多个缴费档次和待遇标准,城乡居民可以根据自己的实际情况选择缴费档次;在东部经济发达地区的昆山、太仓,城乡居民医保则执行统一的缴费和待遇标准。在制度衔接上,政府打通了职工医保和城乡居民医保间转移接续通道,使两险之间可以自由转移。管理体制、经办机构全面接轨,把社会保险行政部门作为两险的统一管理部门,实现信息网络系统、经办流程的高度统一,经办管理的统一确保了制度的有效运行。

(三)“三合二”二次分保模式:以湛江为代表

此模式同“三合二”分层保障模式一样,政府将居民医保和新农合两项制度并轨为城乡居民医保,形成由职工医保、城乡居民医保组成的二元的基本医疗保障体系。此模式与“三合二”分层保障模式的区别在于将城乡居民医保基金分为两部分,城乡居民医保基金中大部分保费由社会保险部门用于基本医疗保险支出,少部分基金由其提取后以保费形式向商业保险公司二次投保,购买商业大病健康保险产品。超出住院统筹基金承担部分由商业健康保险公司的大病医疗补助基金支付。商业保险公司参与城乡医保基金的支付管理,负责对参保人住院医疗费用自付部分实施二次补偿。此种模式的典型代表是湛江市。湛江经济比较落后,城乡二元结构矛盾突出,户籍分界明显,农村人口占比较大,采取了“三合二”二次分保整合模式,从城乡居民医保统筹账户基金中提取15%,以保险费形式支付给人保健康,委托其承担一部分风险偿付责任。

此种城乡一体化医保模式的创新点主要表现如下:二次分保、第三方协同管理方面。二次分保模式的经办管理通过再保险方式实现了“社商合作”,通过政府购买方式引入商业健康保险公司参与城乡居民医保的经办管理,将部分城乡医保基金的支付和管理职能外包给商业健康保险公司。这一新机制带来了效益的双重效应,实现了参保者、政府、医疗服务机构、商业健康保险公司等参与主体“多方共赢”,大幅度提高了参保者的大病保险报销水平,充分发挥了医疗保险分散风险的作用,放大了保障效应。2012年湛江市城乡居民医保人均住院费与2008年相比提高了148%。其引入商业保险对医疗费用支出的监督管理,克服了社会保险机构资金有限、经办人员不足的问题,节约了政府医疗保险财政投入及管理成本,利用其成熟的核保核赔技术和完善的理赔结算程序,提高了医保资金监管的效率与效果;扩大了医疗服务机构的经验规模;拓展了商业保险公司的潜在发展空间。引入商业保险公司“医保专员”全程参与监督,降低了医疗服务提供方的“道德风险”,有效控制了医疗费用的不必要支出,维护了政府与参保人的利益。

二、城乡医疗保障制度整合的有益经验:三种典型实践模式的共性特征

在推进城乡居民医保制度一体化的进程中,在缺乏中央层级统一制度设计的情况下,现行整合地区因地制宜地进行了大胆创新,各地整合的路径和实施方案尽管各不相同,但通过比较分析三种实践模式,可以总结出各地城乡医保制度统筹发展的基本规律。

(一)制度整合的思路:因地制宜、梯次推进的整合之路

我国城乡居民医保整合进程呈现出梯度发展格局。各地统筹城乡

居民医保的终极目标是一致的，就是要最终建立起全国统一的一元化国民健康保险制度。受各地经济社会发展不平衡、管理体制与经办机制不统一、财政实力差异大等多种因素的影响，先行试点地区因地制宜选择了各自城乡医保的统筹模式、实现路径和实施步骤，呈现出梯度发展格局。实行“三合一”全统一模式的东莞属于经济发达地区，已经实现职工医保、新农合和居民医保三项制度的统一，即用一个制度覆盖所有人群，合并后城乡居民医保的缴费、待遇、政府补贴相同，此种模式率先实现了一体化的城乡居民医疗保障。从整合模式来看，绝大部分省市实施的是“三合二”分层保障模式，如重庆、成都、镇江、太仓等。此模式适合经济不够发达、城市化率相对较低的中西部地区，由于城乡居民还不具备同等费率的条件，这一模式采取多种缴费档次、待遇标准，缴费与待遇挂钩，参保人根据自身经济状况和意愿自由选择参保档次。各地区城乡居民医保整合呈现分阶段、有步骤地实施的特点。统筹地区都选择在医疗保障“制度全覆盖”的基础上。首先，理顺管理体制，统一医疗保险的管理体制与经办机构；其次，将性质完全相同的新农合与居民医保进行整合，在同一制度内部采取多种缴费档次、多种待遇标准；最后，建立城乡一元化的国民健康保险制度，实现“人人公平享有”基本医疗保障。

（二）制度整合的首要任务：统一管理体制和经办机构

城乡医保制度的管理与经办分割，直接导致了城乡医保存在政策分割、重复参保、经办资源重复建设、财政重复补贴等重大体制性缺陷，使城乡医保管理各自为政、效率低下、管理成本加大。统一管理体制和经办机构是城乡医保统筹发展的前提和保障，考察各地统筹城乡医保制度的历程，优先统一管理体制和经办机构是统筹地区的共同做法，是理性的整合之道。从近几年各地整合实践来看，在实现居民医保与新农合整合过程中，统筹地区首先统一了两项医保制度的管理经办机构、信息系统、管理办法和经办流程，理顺了城乡医保制度的行政管理体制，确保了统筹城乡医保的顺利推进。统筹地区大都将整合后的城乡医保行政管理与经办服务交由人社部及社会保险经办机构统一管理与经办。

各相关部门联动，建立双向转诊制度。在城乡医保整合过程中，三种整合模式普遍重视社区卫生服务机构在三级卫生服务体系中的作用，将其定位成“政府办、政府管”的财政全额拨款公益性事业单位，隶属于镇(街道)政府，由镇(街道)负责行政管理运作。在实施过程中，政府各部门形成联动格局，高效开展工作。各部门各司其职、相互配合，形成市、镇(街道)联动格局，政府牵头、市卫生局、镇(街道)政府分别制定全市社区卫生服务总体建设规划及本镇(街道)社区卫生服务发展建设规划，科学合理布局社区卫生服务机构网点；社会保障部门建立门诊医疗保障制度，制定适合城镇职工和城乡居民的门诊医疗保障政策，并适时将符合条件的社区卫生服务机构纳入社会保险定点医疗机构范围；财政部门负责制定社区卫生服务财政补助政策和财务管理办法；卫生、市食品药品监督管理部门负责监督管理；市人事局负责制定社区卫生专业技术人员任职资格、社区卫生人才引进政策和社区卫生服务机构人员聘用制度。

(三)制度整合的动力和保障：政府理念的创新与积极的财政投入

经济发展水平是实现城乡医保整合的必要条件，但不是唯一的决定条件。从开展城乡医保整合的地区分布看，不管是东部、中部、西部，还是省级、地级、县(区)级，都有实现城乡医疗保障制度统筹的成功范例。这些统筹地区的实践表明，整合城乡医保不仅具有必要性，而且普遍可行，西部的重庆、成都、宁夏等地能够实现的，东部和中部地区同样能够实现。政府对医疗保障“人人享有健康”普遍性目标的追求，对统筹城乡医保理念的认同是实现城乡医保整合的关键。重庆和成都是我国统筹城乡综合配套改革试验区，城乡医保整合被政府作为统筹城乡综合配套改革的措施进行，政府高度重视和积极探索加快了城乡医疗保障制度统筹的步伐。医疗保障的公共风险和准公共产品属性，决定了医疗保障制度的建立与完善是一种强制性制度变迁。强制性制度变迁是由政府命令和法律引入而强制实行的，是供给主导型制度变迁，创新主体为政府，程序为自上而下，创新路径具有激进性。政府作为城乡医保制度变迁创新的主体，考察城乡医保整合过程中存在的问题，所以，政府理念的创新是城乡医保整合的动力。

政府为城乡居民医保提供了高额的财政补贴,从而实现了城乡居民医保与职工医保缴费水平和待遇水平的对接。先行整合的地区政府不仅在制度设计、机制创新、基金运行监管等方面发挥了主导作用,还承担了筹资的责任。以东莞市为例,政府不断完善投入机制,加大财政补贴力度,对参保对象不分城乡户籍身份,实行统一的财政补贴政策,针对外来工收入相对较低,开创了地方财政补贴就业人员参保之先河。各先行整合地区政府逐步提高了对城乡居民医保制度的财政补贴,逐步拉近了城乡居民医保与职工医保筹资的差距。

三、城乡医疗保障制度整合的障碍分析

(一)医疗保障制度统筹缺乏整体规划、统一制度设计:顶层设计障碍

缺乏中央顶层制度设计和自上而下的推动是城乡医保整合缓慢的主要原因。由于缺乏顶层整体制度设计,各地在实现城乡医疗保障制度统筹的道路上方法不一、态度各异,显示出强烈的路径依赖特征。目前城乡医疗保障制度统筹只在少数地区取得突破,大部分地区城乡医保制度依然呈现三维分立态势,三项基本医疗保险在参保原则、筹资机制、保障水平、经办管理等方面仍存在诸多差异。城乡居民医保整合步伐滞后于城乡居民养老保险,为了完成城镇居民社会养老保险与新型农村养老保险的衔接,人力资源和社会保障部、财政部印发了《城乡养老保险制度衔接暂行办法》的通知,全国城乡养老保险制度整合方案的出台,大大加快了城乡养老保险制度的整合步伐。由于在推进城乡居民医保制度整合中,尚缺乏全国统一制度设计和统筹兼顾式的规划,无法破除城乡医保传统体制性障碍,是城乡医保整合缓慢的主要原因。

(二)医保制度“碎片化”:城乡医保制度衔接上的障碍

我国医保制度已经实现了制度层面上的全覆盖,由于缺乏整体规划,各地先行整合地区采取的整合模式和整合步骤既多样又不同步,这就不可避免地导致城乡医保体系的“碎片化”。现有医保制度存在城乡

分割、地区分割、人群分割、部门分割问题。三大基本医保制度在覆盖范围、资金来源、筹资模式、补偿机制、保障水平、经办管理、统筹层次等方面存在诸多差异，成为构建一体化城乡医保制度的障碍与挑战。

（三）统筹层次低：医保关系转移接续上的障碍

目前三项基本医疗保险制度不仅统筹层次不同，而且统筹层次整体较低，成为城乡医疗保障制度统筹的主要障碍。三大基本医保统筹层次普遍偏低，只有少数有条件的地区实现了职工医保和居民医保市级统筹，新农合除个别城市外，大部分地区还停留在县级统筹的层次。较低的统筹层次会带来如下问题：第一，导致其抵御疾病风险能力降低，按大数法则，医保统筹层次越高，参加人数越多，其筹资和共济能力就越强，基金越能够达到收支平衡，反之亦然；第二，不利于基金的监管，监管对象越多，监管的难度和成本就越高，基金管理面临的风险就越大；第三，使医疗保险转移接续遇到障碍，不同统筹地区医保政策差异大，医保关系跨地区、跨制度转移接续困难；第四，参保人异地就医报销困难，在统筹地区外定点医疗机构就医报销需要繁杂手续，而且只能先行垫付医疗费用，出院后回统筹地报销，报销比例也低于本地就医比例，影响参合患者的就医效率。

（四）城乡卫生资源配置不均衡：医疗保障制度统筹资源上的障碍

医疗卫生资源的均衡配置是实现城乡医疗保障制度整合的重要基础，城乡卫生总费用、人均卫生费用、占比上的非均衡，严重制约了城乡一体化医疗保障体系建立的步伐。

卫生人员数量以及床位数可以有效地衡量医疗资源配置均等化程度。卫生人员数量以及床位数在城乡之间的分布明显不均衡。从调研分析来看，我国医疗资源配置在城乡和地区之间失衡，医疗资源分布呈现明显的倒三角形态，即医疗资源过分向上（城市）集中，尤其是城市三级、二级医院，越是基层（农村）拥有的医疗资源就越少，农村医疗卫生服务的可及性远不如城市。

四、城乡医疗保障制度整合实践模式的优化策略

目前,整合城乡居民医保制度呈现不可逆转的取向,先行整合地区因地制宜对整合城乡医保制度的途径和模式进行了积极的探索。实践模式共性的特征包括梯次推进的整合之路,优先整合经办管理体制的策略,政府在制度整合中发挥主导作用。同时,整合城乡医保制度面临以下诸多方面的障碍:缺乏顶层制度设计,制度"碎片化",统筹层次低,卫生资源配置不均衡等,需要整体规划,提高统筹层次,优化城乡医疗资源配置,统一经办管理体制和信息管理系统,从而建立城乡一体化的医疗保障体系。

(一)完善顶层制度设计,加快制度整合步伐

根据制度变迁的路径依赖理论,城乡二元的医保制度存在报酬递增和自我强化机制,使之容易陷入制度的"锁定"状态。完善顶层制度设计,加快制度整合步伐是城乡医疗保障制度统筹的必然要求。各地的实践已经证明,推进城乡居民医疗保障制度统筹,不仅是化解现行医疗保险制度诸多弊端的治本之策,而且是提升医保制度的公平性、有效性与可持续性的有效手段。在缺乏顶层制度设计和强制性制度变迁的情况下,目前城乡居民医疗保障制度统筹进展缓慢,尚未形成全国的联动态势。郑功成指出,城乡医保整合重在加快进程,整合时间越早、越主动,成功的可能性就越大,代价就越小;整合时间越晚、越被动,整合的难度就越大,代价就越大。城乡医保整合需要中央首先做好统一的顶层制度设计,出台相关政策,采取自上而下的推进步骤,在全国范围内推行城乡居民医疗保障制度统筹。国务院尽快出台类似于建立统一城乡居民基本养老保险制度时颁布的意见和具体衔接办法,即完整的方案。明确整合的基本原则,目标,参保范围,基金筹集、管理、运营和监督,待遇水平,转移接续与制度衔接,经办管理服务与信息化建设等,为各地推进城乡医保整合提供制度规范和政策指导。

(二)分阶段、有步骤地推进城乡医疗保障制度统筹,形成梯度发展的格局

在我国城乡经济社会发展不平衡的情况下,建立起全国统一的一元

化国民健康保险制度不可能一蹴而就，整合城乡医保制度只能分阶段、有步骤地实施，逐步由多元化制度或三元化制度过渡到二元化制度，最终实现一元化制度。首先，政府将性质基本相同的居民医保与新农合整合为城乡居民医保制度。两项制度覆盖人群特征相近，筹资模式、财政补贴标准、费用支付一致，具备内在的整合基础。建议一步到位，实现两项制度整合，先行地区的成功经验已经表明两项制度整合切实可行，尚未整合地区应尽快制定两项制度整合的实施方案。其次，整合城乡居民医保和职工医保。由于这两项制度差异较大，整合难度也相对较大，短期内很难实现全国范围内的统一，但是两项制度间的整合是未来城乡医保改革的重要方向。东莞的成功经验表明，经济发达地区已具备了必要的条件和能力，可以实施“三合一”全统一医保模式，长三角、珠三角和环渤海等地区可以率先实现城乡医保的一体化。对于还没有能力实现城乡居民医保一体化的地区，现阶段任务的重点是探索两项医保制度间的衔接机制，制定两项制度间缴费年限认定、缴费年限折算、统筹基金转结等办法，科学估算参保人所积累的参保权益，并对其进行合理补偿，解决劳动力流动和人口迁移时医保关系转移问题。

（三）提高统筹层次，建立医疗保险关系转移接续机制

提高统筹层次是未来城乡医疗保障制度统筹的必由之路，有利于打破制度界限；提高基金分散风险的能力，有利于劳动力的自由流动和转移，更高层次实现城乡医保的公平。目前少数先行整合地区已经实现了地市级统筹，如东莞、镇江、重庆、成都等，为全国范围内提高医保统筹层次积累了经验。提高城乡医保制度统筹层次涉及问题繁多，不可能一步实现省级统筹，可以分阶段提高统筹层次，由县（区）级、地市级城乡医保统筹逐步实现省级统筹。城乡医保统筹层次提高到省级，需要做到统筹标准的“六个统一”，即统一筹资模式、统一城乡居民医保基金、统一补偿机制、统一经办管理机构、统一医疗服务和统一结算服务网络。提高城乡医保制度统筹层次的技术难题，在于如何缩小由于地区经济水平差距而带来的筹资水平、补偿水平差距的问题。解决此问题可采取在一个制度框架下建立多档次的筹资、待遇补偿机制作为过渡。由参保人根据自

身医疗需求和经济实力自由选择筹资档次，随着各地经济发展水平的不断缩小和城乡居民收入的不断增加，职工医保与居民医保在筹资水平上的差距不断缩小，逐步实现统筹区域内城乡医保筹资、待遇标准的统一。我国部分地区经济区域化倾向明显，如长三角、珠三角和环渤海等地区，政府可以考虑打破行政区划界限，鼓励其率先实行区域性的统筹，使之成为实现全国统筹的一个过渡。

（四）统一医保经办管理体制和信息管理系统，实现管理的统筹衔接

建立统一的经办管理体制是城乡医保整合的前提和保证。从先行进行整合的经验看，各地都将管理体制与经办机制的一体化作为突破口，不约而同地将城乡医保的行政管理与经办业务划归人社部。由于城乡医保在省级及其以上的层次上实现整合，所以，政府有必要在城乡医保整合的第一阶段就统一经办管理体制。整合现有经办资源，将新农合的经办管理职能移交给人社部，一步到位实现城乡医保行政管理和业务经办机构的统一，实现管理办法、经办流程的统一。经办管理也需要做顶层制度设计，从上至下做好经办流程，统一医保费用征收、账户管理、费用报销、档案管理、政策咨询等具体经办事务，统一城乡医保药品目录、诊疗目录和特殊医用材料目录。经办管理体制最重要的元素是信息流，实现城乡医疗保障制度统筹需要建立全国统一的、网络互连的、信息共享的医疗保险信息管理系统和业务平台，推行全国统一的医保(社保)一卡通。经办管理体制和信息管理系统的统一能有效促进城乡医保的公平性、可及性，解决了多头管理、部门利益难以协调、管理成本高、重复参保、异地就医、医保关系、转移接续等问题，提高了管理效率，降低了管理成本。

（五）优化城乡医疗资源配置，为城乡医疗保障制度统筹提供有效的服务载体

城乡之间医疗资源分布的不均衡，使城乡居民在医疗服务可及性上存在较大的差距，即使城乡建立了一元化国民健康保险制度，农村居民也很难获得与城市居民同等水平的医疗服务，从而影响农村居民对医保

资金的有效利用,无法实现全民医保所追求的"人人公平享有"基本医疗保险的目标。城乡医疗资源的均衡配置不仅是实现城乡医疗保障制度统筹的重要保障,也是提高医疗服务可及性的重要前提。实现城乡医保制度的整合,就要改变城乡医疗资源不均衡配置的现状,缩小城乡在医疗基础设施、人员配备上的差距。

优化城乡医疗资源配置,发挥政府在医疗资源优化配置中的主导作用,明确财政投入在医疗卫生资源配置中的主体地位,应从以下三个方面入手:第一,财政投入向农村医疗卫生倾斜,中央和地方在财政医疗费用的预算中都应该向农村倾斜,中央财政重点向中西部地区倾斜;第二,调整财政分配结构,重点支持农村基层医疗卫生基础设施建设、医疗卫生人才培养,通过财政投入增加提高农村基本医疗卫生服务能力;第三,变革财政投入方式,财政补贴逐步由补供方(医疗机构)为主向补需方(患者)为主转变,重点资助弱势群体参加医疗保险,提高医疗卫生资源的可及性和公平性。

加快社区医疗卫生服务平台和社区医疗保险管理服务平台建设。城市社区医疗服务网络以社区卫生服务中心建设为重点,农村医疗服务网络以乡镇卫生院和村卫生室为基础。在社区卫生服务中心的医疗设施和设备逐渐完备,医疗技术水平逐渐提高的基础上,建立并普及全科医生制度,逐步实现社区首诊、社区—医院双向转诊制。改革城乡医保偿付机制,提高城乡基层医疗机构的报销比例,引导居民小病到社区、大病去医院,实现医疗卫生资源合理化配置。

第八章 城乡医疗保障制度统筹发展方略

第一节 城乡医疗保障制度统筹发展的目标与可行路径

一、城乡医疗保障制度统筹发展目标

医疗保障制度的发展目标，是在全国范围内建立覆盖城乡居民的统一的国民健康保险制度。为此，制度建设的方向是摒弃不合理的制度分类标准，不断实现基本医疗保障制度的整合，即从现行的三元制度并存过渡到二元制度并存，再从二元制度并存发展到最终实现建立全国统一的健康保险制度。中国医疗保障发展战略项目组将医疗保障发展战略目标的实施步骤分为三阶段：第一阶段，建设覆盖全民的多元医疗保障体系；第二阶段，建立区域性的国民医疗保险制度；第三阶段，建立公平、普惠的国民健康保险制度。

笔者认为，城乡医疗保障统筹发展的方向是分阶段、有步骤地化异趋同，最终实现构建城乡居民国民健康保障体系的目标。国民健康保障体系的内涵如下：一是将目前医疗保障以疾病治疗为主要目的转变为以健康受益为导向，即将疾病预防和健康维护作为医疗保障的重心；二是消除城乡、职业和地区之间的不合理差距，每个社会成员享受同等的医保待遇水平，即真正实现医疗保障领域的公平正义；三是实现城乡居民就医的可及性、医疗服务的高质量、医疗保险服务的便捷性和可转移性，即医疗资源配置合理，城乡居民能够就近看病，医疗服务水平达到较高水准，医疗费用结算和报销手续简便，异地就医或跨制度转移衔接顺畅；四是医疗保险基金可持续，医疗保障制度管理高效率。统筹城乡医疗保障制度是我国医疗保障制度发展的一个重要阶段和战略步骤，而城乡居

民获得公平高效的医疗保障才是我们追求的长远目标。

城乡医疗保障制度统筹发展需要分步骤实施。按阶段推进,不增加额外财力,注重制度整合和健康公平。在医疗保障全民覆盖的基础上,政府应先实现城乡医疗保障体系经办服务统一,其次实现管理部门统一,再次实现各项医疗保险流转接续,最后实现医疗保障制度的基本统一。城乡医疗保障制度整合发展宜从东南沿海经济发达地区先行,从取得丰富试点经验的地区先行,从医疗保障制度较为完善的地区先行。

二、城乡医疗保障制度统筹发展的可行路径

城乡医疗保障制度统筹可按照三步走的战略实施。第一步是从制度碎片转向制度整合阶段。也就是把相互分割、多元并存的制度通过制度并轨建立起二元制度结构。第一,建立统一的职工医保制度,即按照是否就业为标准,对于城乡所有从业人员,无论是企业还是事业单位,无论是公有制企业还是非公有制企业,无论是城镇职工还是农民工,均应以1998年实施的城镇职工基本医疗保险制度为基础,积极推动建立城乡统一的、以单位和个人共同负担的职工基本医疗保障制度。在这一阶段,需要取消残存的机关事业单位的公费医疗制度,将尚未参加社会医疗保险的公职人员全部纳入职工医保。需要取消目前针对流动人口的地方政策,让符合条件的城乡中小企业职工、个体经营者、城乡灵活就业人员和自由职业者统一进入城镇职工基本医疗保障制度体系。第二,建立城乡统一的居民医保制度,也就是实现新农合制度与居民医保制度并轨,并扩大到老人与儿童等群体。第二步是从制度整合走向制度优化阶段,即实现职工医保与居民医保制度框架的基本统一,从而建成区域性基本医疗保险制度。实现制度安排、基金管理、组织架构、信息平台、财务机制等方面的一体化运行,按照“一元制度,分档选择”的运行理念,在一元化的制度安排下,设置多种档次的缴费标准,区域内全体城乡居民按照各自不同的收入水平和医疗需求,选择存在一定差别的基本医疗保险和基本医疗服务,实现制度一体化、服务多样化和受益差别化的区域性基本医疗保障目标。第三步是从制度优化走向制度统一阶段,当然这一步可能需要更长的时间。

具体来讲,城乡医疗保障制度整合发展的路径有两条:一是将现行的居民医保与新农合医疗整合为城乡居民医保制度;二是将城镇机关事业单位人员的公费医疗制度合并到职工医保制度。

（一）将居民医保与新农合整合为城乡居民医保制度

居民医保与新农合的财政补贴标准是一致的,两项制度都是以家庭为参保单位,在待遇标准、费用支付和服务购买方面,具有相同的制度安排,因此具备内在的整合基础。目前不少地方根据当地的经济社会发展情况,特别是受城市化发展进程的影响,已经探索出几种不同的统筹城乡医疗保险发展模式。具体而言,一是一体化的城乡居民医保。二是分层选择式的城乡居民医保。三是制度分设,管理体制统一,即仍然保留职工医保、居民医保和新农合三项制度并存,但将新农合分离出来划归人社部管理,实现三项制度在行政管理体制上的统一。四是制度分设,经办统一,即仍然保留职工医保、居民医保和新农合三项制度并存,仍然维持职工医保与居民医保由人社部管理,新农合由医保局管理的体制,但整合经办管理资源,通过实行城乡居民医保经办的一体化管理,依托城镇居民信息系统,实现农村居民看病实时报销。可见,我国目前统筹城乡居民医保进程呈现出梯度发展的格局。尽管终极目标是一致的,但各地会根据自身的条件选择不同的发展路径,这也是符合医疗保险制度的发展规律。无论选择什么发展方式和途径,前景必然是殊途同归的,最终实现在政策规定、制度设计、管理体制和业务经办上的城乡一体化。

（二）将公费医疗并入职工医保

尽管全国已经有不少地区实现了将企业职工医保与机关事业单位人员医保合并建立了城镇职工医疗保险制度,但计划经济时代的公费医疗制度目前在全国一些地区的机关、事业单位依然存在,造成的高额医疗费用及浪费是对医疗资源分配公平性的巨大阻碍,不利于全民平等医疗保障目标的实现。改革或取消公费医疗制度,为摆脱单位管理模式、全面推进医疗社会化管理提供了契机,其不但能减少医疗保障制度层级,又能缩小社会群体之间的医疗保障待遇差距,最终促进社会公平与公正的实现。由于公费医疗制度的待遇较高,为了保证改革的顺利进行,一方面,应当通过实现机关、事业单位公费医疗向基本医疗保险制度接轨等举措,促进全民平等医疗保障目标的实现;另一方面又要在此基础上不断提升全民医疗保障水平,让全体民众均能享受到公平、公正、服务水平不断提升的医疗保障。公费医疗并入职工医保为建立全民统一的基本医疗保险制度清除了最后的制度障碍,有利于实现人人享有相同水平的医疗保障和医疗服务的最终目标。

第二节 城乡医疗保障制度统筹发展的实施步骤

一、城乡医疗保障制度统筹发展的态势分析

国家的制度合理性源于其对基本组成成分的价值认同程度,换言之,一类或一个国家的现存制度是否具有“天然”的合理性,或必要性,或存在当然性,主要取决于其当时国家成员,至少是大部分成员的价值认可性;社会保障制度作为现代国家一项基本政治制度,在很大程度上保证了这种“合理性”,至少在一定程度上体现了这种价值趋向性,因此,无论“管理者”是否愿意,是否有能力真正提供一种现实意义上的“社会保障”体系,其首先要做的就是提供一种“保障”的可能。

政治意义上的社会保障制度得以出现,源于西方社会契约理论的发展与现代国家权力与权利关系的调整,但是,无论如何,这种旨在保障社会成员,至少是大部分成员的大部分基本生存需求的“政治”制度,确实体现了某种程度的公平与正义,并在某种程度上实现了“权利平等”的西方政治理念。

(一)社会保障制度的价值必然性与合理性

社会保障制度是一种,或者至少应当是一种以社会成员的生存与发展为唯一目的的“特殊”政治制度,这种特殊制度在其存在与发展过程中必然要面对各种问题与矛盾。因此,在讨论相关制度的现实环境与未来

发展之前,有必要分析社会保障制度的本质特殊性问题,并以此说明此项制度“价值”上的必然性与合理性。

首先,应当明确,社会保障制度的“实用主义”价值。究其历史发展史,词源学意义上的社会保障制度大致起源于西方资产阶级革命,即18世纪中叶,当然,必须说明的是,此处所说“起源”仅仅指向于制度层面,或可以说是狭义上的理解,而非实质意义上或广义上的社会保障制度,可以设想,所谓“社会保障”,其内容必然包括全部为该“群体”成员提供的非直接指向利益诉求的生存与发展条件,显然,这种不以利益诉求为目的的“供给”也并非“无偿”,或者也可以说,满足固定群体成员的基本生存与发展诉求是一种能够间接地推动“供给提供者”利益实现的特殊方式。举例说明一下,古希腊时期,城邦的供、排水工程就可以称是一种广义上的“社会保障”,因为它确实满足了城邦成员,至少是希腊公民在日常生活与发展中对环境卫生的利益诉求,而这种工程显然是不以直接的利益诉求为目的的;但是,我们却不可以说这是一种纯粹的道德意义上的“社会公益”,更加直接地说,这是一种在形式上证明希腊公民平等与“高尚”的政治表态,也是一种在实质上满足未来政治诉求的“前期投入”行为。在古代东方社会中也有类似的、广义上的“社会保障制度”,以印度为例,早期的印度文明可以概括为“宗教文明”,宗教活动的增多使得当时的社会成员将宗教视为一种“基本的生存需求”,于是,由各城邦国家官方出资兴建或提供资助的宗教场所遍布古代印度全境。显然,简单地将官方统治者的这种资助与“供养”解释为宗教供奉是不够全面的,甚至是不真实的。以一种简单的逻辑推理就可以明确,在特定宗教形式发展的初期,不可能导致在全部统治者中间形成即便是“较为”统一的意识认可,于是他们的供奉与资助行为就不能够简单的做上述“信仰”的解释,而应该以“实用主义”或称边沁式逻辑的思维方式加以判断,即这些供养行为在很大程度上是为了满足一般社会成员的“基本需求”,从而为自身的管理与统治提供更加稳定的社会环境与政治“合理性”。

综上所述,希望表达一个简单的观点,即社会保障制度如果就其本质特征而言,似乎存在广义上的解释与理解,而这种广义上的表述恰能够更加直白地表达此种特殊社会制度在“实用主义”意义上的存在必然性价值。

其次，在社会保障制度的必然性价值之外，还需要讨论的一个符合逻辑的价值方面，就是其存在的合理性价值。毋庸置疑，一项制度能够产生或许源于某种“偶然”的历史条件，但如果此制度能够在人类历史上不断发展、完善，并逐渐趋向于“成熟”（当然包括理论上与形式上的成熟），那么或许可以说，这应该是来自其自身的特征合理性，而非简单的“偶然”。或许也可以作如下表述，即将社会主体的“基本需要”与政治诉求看作是这种制度产生的必然性理由，那么根源于此种需求的不断发展的“可满足性”特征或许就是其存在与进步的合理性内涵价值所在。在此需要引入一个问题，即当社会保障制度不能够全部满足所有社会需求，或仅仅是满足其中的一部分需求（应该看到在绝大多数历史实践过程中，社会保障制度所能够涵盖并满足的基本社会需求都是很小的一部分）时，就会产生一种对需求满足程度与认可性的争议。同时，由于这种满足，或许可以说更多的目的是政治性的，而无法直接产生更多的社会财富，当然无论是物质的还是精神的，因此，就产生了另一个矛盾点，即假设此种制度是有着充分必然性与合理性价值的，那么在它实现的过程中就应该更多地体现经济性的需求最大化满足，而不是现实中更加直接的体现着的“消耗”。这些矛盾的出现时刻伴随着社会保障制度的发展，并在其未来的发展道路上产生着截然不同的“前途”理论。

（二）医疗保障制度的现实应然性

医疗保障制度是社会保障制度体系中一个非常重要的组成部分。一般而言，社会成员对医疗资源的需求是无法得到全部满足的，除了相关从业者的相对缺失以及医疗活动所要求的较大消耗，还有医疗活动本身所受到的诸多主观与客观限制，造成了医疗需求与实际供应之间的矛盾。同时，由于医疗活动事涉社会成员的个体健康需求，而这种需求又显然地属于“基本”需求范围之内，因此，社会管理者对相关矛盾的解决也就促成了社会医疗保障制度的建立与发展。

医疗活动本身受到的“主观与客观”限制。以历史的观点审视社会医疗活动的发展历程，不难发现这样的限制是随处可见的。具体而言，社会性的医疗活动大致可以分为两个相互关联的类别。其一，是与“宗教”活动相关的医疗行为。之所以称其为“行为”而不是“活动”，笔者认为“行为”在中文语义中更倾向于独立的、没有专门或特定目的的个体操作，而“活动”则更倾向于经常性的，甚至是可以类别化的一类个体行为的统称。在第一类医疗活动中，医学治疗的目的性并不突出，或者说相较于宗教行为本身的“宣传”目的，医疗的“治疗”目的并非更加突出，如在中世纪欧洲，医学常被与“巫术”相提并论。其二，另一类医学活动可称为“纯粹”的医疗活动，即是以了解人体、治疗疾病与发展身体健康理论为目的的医学。可以说只有在此种意义上讨论“医疗”才更为真实，但在长期的古代社会，正是源于医学的这种“纯粹性”，导致了其发展的缓慢与巨大的阻碍，直至近代，医学发展才随着欧洲“启蒙运动”中对“人”的价值的重视与认可得到真正发展。

真正意义上的医疗保障制度起源于一次大战前的德国，1883年德国颁行了著名的《劳工疾病保险法》，这标志着现代医疗保障制度的建立。社会性的医疗保障制度，就其本质原因而产生的合理性与必然性前文已作论述。然而，对于现代国家建立医疗保障制度的理由则更为复杂，其“应然性”可概括如下：“需求”是第一位的。具体而言，包括3个方面的内容：其一，是国家层面上的“需求”，即为满足政府的政治合理性与合法性。前文已述，在18至19世纪欧洲启蒙思想理论的作用下，“国家”已经不再是简单的少数“贵族”的“私有物”，其需要存在的先决条件，即“公民”认可，而满足公民基本的生存需求则是获得这种“认可”的最有效，也最直接的方法。其二，欧洲国家在资产阶级革命之后大多建立了资本主义国家，其对自由利益的追求与其对政治权力的排斥导致了这种东西方称呼上的差异，同时也导致了其主要依靠私人资本建立社会医疗保障体系的结果。另外，政府层面之外的推动因素，即私人企业内的“需求”也在发展，甚至可以说，这种源于企业家对不断进步，至少是保持稳定化生产秩序的追求，在更大程度上推动了社会医疗保障体系的建立与发展，在此意义上，不得不说，资本主义国家对“资本安全”的重视起到了巨大的推动作用。其三,是“基层”社会成员的力量,特别是政治力量的壮大迫使政府与企业主放弃“无偿”式管理与统治的思想,并真正从自身利益出发,考虑满足社会成员的基本需求。

(三)我国城乡医疗保障体系的现实

我国的社会保障制度建设起步较晚,其根源是我国长期处于国内社会环境不稳定期,无能力、也无思想来建立发达的、可以比肩西方社会的、健全的社会保障体系,随着国家稳定政治局面的延续以及经济实力的增长,国民对基本医疗保障的需求不断增加,至上世纪末,我国开始建立一套有着本国特色的社会医疗保障体系。其内容大致可以简单概括为职工医保、居民医保、新农合和城乡医疗救助制度,其中又以居民医保和新农合医疗保障制度为主要内容。

具体分析我国现行社会医疗保障制度,不难发现以下几个突出特点。

首先,纵观所有现行具体医疗保障制度的内容,可以清楚地归纳出其物质基础的“单一性”与“脆弱性”。所谓“单一性”与“脆弱性”是指相关制度运行的主要资金、人员、设备等物质条件主要来源于政府投入,而此种形式的物质基础提供方式在一个拥有巨大人口基数与经济投入能力相对欠缺的国家,其弊端与不足是显而易见的,于是就需要我们讨论另一个随之而来的问题——是什么原因导致在中国无法建立(至少在其形成初期)与西方发达国家类似的、较为成熟的“社会型”医疗保障制度。所谓“社会型”医疗保障制度,概指源自西方主要资本主义国家实行的一种主要以社会资本投入而建立起来的保障制度类型,其最大的特点就是由社会保险机构和社会团体或组织建立并运行,政府仅在一定程度上出面推行或提供有限的担保责任,而其称呼也一般被赋予“社会保险”而非“社会保障”。可以看出,此种保障制度具有一个相对明确的特点,即为社会成员提供基本“需求”保障的不是政府,而是“私人”。这样的制度建设具有两个明显的优势,其一,可以获得相对巨大或较为充足的物质基础;其二,可以实现较为高效的运行结果。回到刚才讨论的问题,如同世界所有政治形态一样,中国的制度建设需要满足的是“政治合法性”,需要政府满足“人民”对政治形态的判断与决定，即社会主义制度，另外，与之同时存在的一方面，即传统中国数千年的政治及社会结构理论坚持认为“国为民之藩篱，君当民之父母”，于此也就造成了在政治传统上，几乎全部社会制度应当也必须由国家出面建设并运行，基于以上两方面因素，决定了中国的社会保障制度由国家出面加以建立并完善的必要性与合理性。

我国现行城乡医疗保障制度缺乏更为“合理”的制度建设。基于特定时期与历史背景下的“城、乡、地区”区分式保障形态显然已经不能适应国家经济的发展与社会居民观念的改变，其所具有的弊端与矛盾也突出地表现出来，如在现行以政府投入为主的制度建设环境下，城、乡、地区之间经济发展的不平衡必然导致地方政府投入的差异，其直接影响就是地区、城乡之间医疗卫生环境（包括人员、设施等）与条件存在人为的不均等分配，也间接造成全国医疗资源绝对化的集中，并在一定地区加速形成医疗资源的紧张；同时这种由“基础分配”不均衡造成的制度效果的差异化也对社会整体环境，包括医疗卫生环境产生巨大的“传导效应”，即对资金投入的简单关注造成了医疗卫生机构巨大的商业利益链条，也形成了医疗卫生机构“商业化”经营的思想，并最终导致社会公众对医疗卫生机构及其从业人员巨大的不信任感，也造成了其对国家社会医疗卫生制度的质疑，甚至可以说医疗机构在不能够正确认识商业利益与行业道德之间关系的情况下，盲目推行所谓商业化经营，是现行医疗保障制度存在的最大危机。

（四）发展我国统筹城乡医疗保障制度的合理方向

中国的医疗保障制度在经历了多年的发展之后，面对日益突出的问题与矛盾，其中的城乡区域化差异服务水平与制度投入的相对减少是其中的核心，另外，随着中国经济实力的壮大与对外交流的频繁，外国相关制度的借鉴意义逐渐凸显，其与中国自身不断探索的制度建设经验与教训，共同提供了未来中国统筹城乡医疗保障制度建设与发展的合理方向。

首先，面对物质投入相对减少的现实，应做如下思考：其一，借鉴欧美先进社会保险制度的经验与教训,一方面鼓励社会团体,主要是商业组织的投入,加大政策保护与鼓励力度,分散政府承办相关社会保障制度的投入压力;另一方面鼓励所谓第三方组织的建立与完善,并逐步由此类具有公信力的、具备相关运营资质与能力的社会组织承担制度的具体运营,政府、商业组织与社会公众仅承担监督职责。其二,所称物质投入的“相对减少”,其意指针对社会医疗保险的投入相较于同时期经济发展水平和社会成员的整体期待不相匹配的情况,同时也指向区域、城乡之间因经济发展水平和地方政府资金能力水平的差异而造成的投入差异化现象;政府投入的相对减少并不能够完全归因于资金压力,还有一部分原因在于政府不存在相关“政治压力”,没有政绩要求的地方政府很难主动将注意力投入“非利益性”公共工程,这就需要加大政策投放与转变政府职能的同时推动。

其次,面对相关制度未尽完善的现状,可做如下思考:其一,发展城乡医疗保障制度的构建理论水平,在摒弃西方“保守自由市场主义”理论中完全追求市场自主调节的弊端前提下,接受其“充分发挥”市场调节作用的理论内容,并以此指导未来社会商业医疗保险因素的加入。其二,加快相关法律规范的制定与颁行,明确“责任与权利”,为服务提供者与享受者同时提供可靠的、稳定的制度框架。其三,尽快打破因“户籍差异”而产生的不平等的医疗服务成本,消除因“人格价值”以外因素而产生的“额外交易成本”。其四,消除针对不同“地域身份”而产生的差别化医疗保障服务内容,也会使“保障制度”获得整体性的“社会认同”,消除因“人格价值”之外的原因而产生的生存条件的差异化也是政府合理性与先进性的体现,其对社会“稳定”状态的功能不容小视。

二、城乡医疗保障制度统筹发展的实施

由于经济实力、社会条件以及政府管理理念等方面存在差异,全国各地在实现“人人享有医保”目标的道路上方法不一、态度各异。建立统筹城乡、“人人享有”的医疗保险体系,不是简单的制度整合,而是一项涉及体制改革和机制创新的系统工程,不仅制度设计要符合经济社会发展实际,更重要的是筹资水平要适应城乡居民的经济承受能力,保险待遇

要满足参保人群的基本医疗需求。因此，统筹城乡医疗保障的核心在于公平筹资和均等受益，即建立“同等费率、多方筹资、合理分摊、财政补贴”的筹资机制和消除城市和乡村不同身份人群在医疗资源使用、保障待遇享有等方面的差异，统筹调剂，同病同待遇。然而这个核心目标的实现不是在短期内就能达到的，也不可能在全国同步推进完成，而是各地要充分考虑本地经济社会发展水平和老百姓的承受能力，因地制宜，逐步推开。具体而言，就是城乡医疗保险制度的统筹衔接，并轨整合在全国的实施绝不能“一刀切”，用同一种模式推广；也不能强行在各个地区同时推进，而要因地制宜，循序渐进，总结经验，逐步推广。

统筹城乡医疗保障制度的实施步骤从区域发展来看，应充分考虑各地经济社会发展不平衡的现状，量力而行。对于经济发达地区，往往城市化率较高，城镇居民人口比例大，已具备了城乡一体化的筹资条件和待遇支付能力，可以率先实现医疗保障的城乡一体化，即采取全方位的制度。而在一些欠发达地区，目前还不具备城乡居民同等费率的条件，适宜“一个制度，多种费率，多种待遇，缴费与待遇挂钩”的现状，也可以在城乡医保制度并轨的初级阶段，先维持这种多重选择的“菜单式”制度模式，以便让城乡居民易于接受，同时当地政府在财政负担上也承受得起。随着地方政府经济实力的提高，以及城乡居民收入的增长，政府在逐步提高财政补贴的基础上拉近筹资水准，为“一个制度，同等费率”做准备。成都地区就是这种模式的代表，至于一些城市化率相对较低、经济不够发达的中西部地区，短期内可以着眼于将城镇居民医保和新农合扩大到所有人口，即制度全覆盖，并力求各项制度的稳定持续，以避免由于这两项制度“自愿参保”的特点而形成参保居民的流失和退保现象的发生。西安地区尽管目前制度体系仍然是“三险一助”，但也不急于将各项制度硬性组合，他们目前正在探索城乡整合之路。在通盘考虑地方经济发展水平、政府负担能力、居民承受程度和意愿的基础上稳步推进制度并轨。

统筹城乡医疗保障制度的步骤从医疗保障制度来看，内容如下：首先，在医疗保障全民覆盖的基础上，实现城乡医疗保障体系经办服务统一,以及各项医疗保险制度转移接续,即新农合与居民医保的制度不变、管理部门不变,而把这两个医保项目的经办服务机构统一起来,以节约社会资源、降低运行成本、方便群众、方便医疗卫生机构。其次,理顺管理体制,实现管理部门统一,明确由一个政府部门主管这项医疗保障业务。再次,通过在一个制度内部缴费与待遇的分层选择阶段,当然,这种制度的设计应该具有一定的弹性,即未必采用完全相同的筹资标准和待遇标准,而是在基本医疗风险得到公平的基本保障的前提下,允许筹资水平与待遇标准适当挂钩,使得参保者可以根据自己的实际情况进行选择。最后,实现城乡居民医疗保障制度整体的基本统一。

总之,统筹城乡医疗保障制度、实现医保制度的整合衔接没有全国性的"时间表"。在当前城乡差距较大的情况下,实行城乡一体化的医疗保险制度还需要一个过程,各地的运行模式和实施步骤既多样化又不同步。但根据已经开展医疗保险城乡统筹地区的实践经验看,已经取得了一定的成效,表现在制度的公平性增强,农村居民得到更多实惠;统一经办管理避免了重复参保和重复补贴现象以及效率提高和成本降低;参保人员流动更加便捷顺畅;提升了医疗保险对医疗服务的监管作用;推动卫生事业更加健康发展和新医改的进程。因此,在新医改的大政方针引领下,各地需要尽快动员起来,宜早不宜迟,早统筹早受益,力争尽早实现统筹城乡医疗保障制度发展的目标。

三、城乡医疗保障制度统筹发展的建议

(一)在一个制度框架下建立多档次的缴费标准和待遇标准

医疗保险制度的整合,其中一个重要的目标就是逐渐缩小城乡居民的医保待遇差距,直到实现医保待遇统一。在少数经济发达的地区,城乡居民收入水平较高,地方财政又非常充裕,可以为城乡居民提供高额的补贴,从而保证城乡居民享有较高,甚至与城镇职工相同的医保待遇。但在我国的绝大部分地区,城镇居民与农村居民在收入水平上还存在较大差距,同时地方财力非常有限,短期内无法实现缴费水平与医保待遇的统一。对此,可以先建立多档次的筹资机制作为过渡方式,使参保居

民缴费标准与待遇享受水平挂钩，由参保居民根据自己的经济实力和意愿自由选择参保档次。随着城乡居民收入水平的提高，再逐步实现职工医保与城乡居民医保缴费水平和待遇水平的对接。

（二）整合经办资源，构建城乡居民医保一体化的信息管理系统

对于目前还不具备制度合并的地区，可以尝试先将居民医保和新农合的管理业务合二为一，并建立统一的信息管理平台和网络。尽管由于各地经济社会发展不平衡导致统筹城乡医疗保障制度不可能在短期内同步实现，城乡医疗保障制度的统筹发展将会呈现发达地区先试先行，欠发达地区随后跟进，不发达地区在稳定现行制度结构的基础上稍后完成的梯度发展格局，但居民医保与新农合在管理经办上一体化是可以做到的。笔者建议以此为突破口，在制度完全整合之前，至少将管理资源整合，使居民医保和新农合归并为一个系统管理。各地要加快建立医疗保险关系信息库，实现全国医疗保险数据库的联网与信息共享。与此同时，各地还应在现有基本医疗保险关系卡的基础上，推广全国通用的社会保障一卡通，在未实现身份证号做社保编号的地区，更要加快发展，以增加医保参保人转移接续过程中权益记录查询的便携性以及医保制度健康运行的透明性。当然，医保关系转移接续仍需要户籍制度等配套措施的完善与协调方可顺利进行。

（三）改变部门分割管理，实现行政管理体制的统一化

医疗保障制度的整合与发展，必然要求医疗保险行政管理体制要理顺。从现有整合的经验看，各地都是以管理一体化为突破口。无论哪种情况，这些地方的医保制度和业务均是由单一部门管理。一方面，这样做有利于医疗保障体系的统筹安排和协调推进；另一方面，有利于减少制度管理及运行成本。

（四）建立不同医保制度之间的转移接续机制，方便参保人员流动和选择

随着社会主义市场经济的发展，劳动力作为一种生产要素，其自由

流动是市场经济的客观规律。劳动力自由流动不仅表现为地区间、城乡间的流动,也表现为行业间、职业间的流动。因此,医疗保障制度整合要满足参保人员流动的需求,即参保人员在发生跨地区或跨制度转移后,还能够与原有的制度衔接,并且及时并入迁入地的制度。这就需要探索不同制度之间的衔接机制,特别是居民医保与职工医保如何折算缴费年限和如何补偿参保人迁入地的医保基金等问题。制度转移还有另一种情况是参保人可以自由选择制度。参保人在达到退休年龄之前,可以在各个医疗保险险种之间自由转换;参保人在办理退休手续之时,可以一次性选择医疗保险险种,实际缴费年限按照一定比例进行折算。在这种弹性机制下,即便是农村居民,只要其缴费能力强,同样可以选择参加职工医保。原本是职工医保的参加者,由于职业变动或失业等导致其缴费能力降低,则可选择参加居民医保。这种转换机制的建立,体现了对参保人意愿的尊重。在没有能力实现城乡居民医保一体化之前,统筹规划制度之间的接续办法是十分必要的,解决两项医保制度之间衔接的问题,实现人员身份、居住地点变化时,医疗保险关系可转换、可接续、可持续。

具体来讲,我国可采取以下两方面措施:第一,在提高医疗保险统筹层次的过程中,可建立中央财政或省级财政的医疗保险转移接续调剂金,协调解决医疗保险关系转移接续而引起的利益变动问题。流动人口为当地经济发展作出了巨大贡献,地方财政对参保人的人保补贴本应是当地政府对参保人的另一种经济反馈,即使在医保关系转移接续时完全转移统筹和个人账户基金,对于当地政府来讲也是应当的。然而,医疗保险基金财务的分担问题成为制约医疗保险跨统筹区域流动的根本所在,考虑到政策执行的可操作性,为了避免基本医疗保险关系的转移接续加剧地方政府利益的不平衡性,可借鉴德国等欧盟国家经验,考虑建议中央层级或省级的医疗保险转移接续调剂金,主要用于跨统筹区域医疗保险关系转移接续双方社会统筹基金的收支平衡,定期对医疗保险关系转移接续所涉基金进行清算和资金划转,减少地方政府在医疗保险关系转移接续中产生的利益摩擦。第二,制定不同医疗保险制度之间参保权益管理措施。在参保权益方面，医保关系的转移接续最重要的就是要做好参保人权益记录的完整性，使得医疗保险参保人不因参保的不连续而导致权益记录中断，这方面便依赖于医疗保险权益记录的手段、信息网建设以及医疗保险经办工作的规范性建设。

（五）提高统筹层次，发挥制度效应

城乡统筹不仅包括制度之间的整合衔接，而且包括统筹层次的提升。城乡居民医疗保障制度的整合，在统筹层次上的终极目标是实现全国统筹。但这一目标的实现为期尚远。现阶段，既有县级市统筹，又有副省级市（省会城市）统筹，从大数法则来看，统筹层次越高，抗风险能力越强，越能够在更高层次实现医保的公平和管理的高效。目前不少地区根据自身发展的需要和居民的需求，探索和实施了各具特点的统筹城乡医保制度，并取得了一定的成效。但这还只是阶段性的成果，特别是统筹层次比较低的地区，在各地探索城乡医保制度统筹路径的过程中，上级政府要适时总结归纳当地不同地区的经验和做法，并适当进行推广。在时机成熟阶段，将不同地区的政策和方法进行整合，形成更高统筹区域的统一政策。为了维护制度的稳定性，当前这种多种统筹层次的局面还会持续，但有必要开始探讨县市级统筹如何向地市级统筹发展的路径和方法，逐步提高统筹层次，完善制度结构。医疗保险关系统筹层次有利于更大范围内分散医疗保险基金的风险，保护参保人的医疗保障权益。统筹层次提高的技术难题在于，如何解决由于各地区社会平均工资差距而带来的基本医疗保险费的差距问题，对此，可以先建立多档次的筹资机制作为过渡方式，使参保居民缴费标准与待遇享受水平挂钩，由参保居民根据自己的经济实力和意愿自由选择参保档次。随着城乡居民收入水平的提高，再逐步实现统筹区域内医疗保险标准的统一，在更长期范围内，随着各地经济发展水平差距的逐渐缩小，逐步实现医疗保险统筹层次的提高。

（六）建立多种方式的支付和购买手段

各地医疗保险在医疗费用的支付方面多采取事后报销制，这种方式无法有效控制和约束医疗服务提供方的行为，从而导致供方诱导需求严重。当前，各地应积极改革和探索医疗费用的支付方式，在门诊医疗方面，实行以“按人头支付”为主的支付方式，在住院医疗方面，推行总额支付，按病种支付等多种支付方式；同时建立高效的首诊和转诊制度。此外，在定点医疗资格的确定上，要形成科学、合理的评估机制，实行动态管理，使得公立、私立、非营利医疗机构等各类医疗机构能够通过竞争、机会均等获得定点医疗资格。

为了提高基本医疗卫生服务的公平性和可及性，促进医疗机构的服务绩效和健康结果，促使医疗保险向健康保障的转变，医疗保险需要混合运用供需双方的偿付方式，发挥偿付方式在控制医疗费用、保障服务质量和提高健康水平方面的关键作用。例如，推行门诊统筹，以综合医疗服务包取代大病统筹，满足需方的基本医疗服务需求；普通门诊采取按人头付费制、社区定点制和转诊制，发挥好社区卫生服务机构的守门人角色；急诊、住院和专科医疗服务采取包括按病种付费在内的多元化付费方式；以多元偿付方式取代按项目付费制，采用组合型付费方式，形成合理的激励约束机制。

（七）确定稳定的筹资机制和财政补贴机制

目前居民医保和新农合的筹资政策都是参保居民缴纳固定金额，城镇居民各地缴费标准不同。需要研究如何建立科学合理有效的筹资机制。有学者提出，参合农民按照农村居民年收入的一定比例缴费，城镇居民按照城镇居民年收入的一定比例缴费；财政补贴也要根据居民医疗费用开支增长的一定比例确定。在筹资机制方面，首先，国家城乡居民医保筹资模式标准的规章政策等规范性要求，指导地方合理制定筹资标准，避免盲目提高筹资或待遇标准；其次，要利用多种金融工具，重视医疗保险基金积累的保值增值；再次，要对统筹费率进行科学的测算和论证，建立动态费率调整机制，适度动态扩大医疗保险基金的积累，同时根据居民的实际收入水平和对医疗服务的需求程度设计不同的筹资标准，提供不同的保障水平；最后，应建立缴费与待遇挂钩的激励机制，筹资机制与保障方式相联系，鼓励高收入人群和用人单位缴费，鼓励连续缴费不断保。在财政保障机制上，建议用法律手段来保障制度的运行，建立法治而非人治的医保筹资机制和筹资增长机制，解决筹资稳定性差的弊端，稳定财政投入。同时，建立强有力的执行机制，采取刚性行政管理手段，使医保基金稳定发展。

（八）弱化城乡户籍制度，缩小城乡医疗保障差距

随着城市化进程、中国经济的转型，户籍制度改革的要求越来越迫切。与此同时，改革的方向和路径也逐渐清晰，即剥离户籍含金量，建立可携带的社会保障制度，消除公共服务的城乡差距。改革开放以后，户籍制度限制人口流动的功能逐渐弱化，同时关于户籍制度的争议也在此时出现了，因为当时城乡收入差距不断扩大，而户籍成为保护城市和本地人口社会福利的主要工具。户籍制度是城乡二元社会结构的标志，城乡居民一系列的不合理差距就由此而生。特别是附加于户籍制度之上的各种社会福利功能，使得城乡医疗保障制度差距明显，严重损害了医疗保障制度的公平性，阻碍着城乡之间人员的自由流动。统筹城乡医疗保障制度建设、发展更加公平的医疗保障体系，必须打破城乡户籍制度对医疗保障制度的制约。就目前来讲，在户籍制度短时间内不能完全取消的条件下，我国将医疗保障体系构建与城乡户籍相脱离，取消附加在户籍身份上的医疗保障等社会福利功能应是可行之策。具体来讲，在城乡医疗保障制度统筹建设过程中，在多档次自由选择的制度设计基础上，即使是不同户籍身份的城乡居民，所需考虑的也只是与自身经济状况相适应的缴费档次，而非在设计之初将不同户籍的城乡人口区分在不同的制度类别中，以此在医疗保障体系政策制定、管理运行、经办服务等方面完全摒除城乡户籍的因素，剥除户籍制度所承载的医疗保障、社会福利等功能，弱化城乡户籍制度限制，缩小城乡医疗保障差距，加速城乡医疗保障制度统筹进程。

参考文献

[1] 程颖.中国基本医疗保障制度城乡统筹研究:基于财务视角[M].北京:经济科学出版社,2020.

[2] 仇雨临,翟绍果,郝佳.城乡医疗保障的统筹发展研究:理论、实证与对策[J].中国软科学,2011(4):75-87.

[3] 翟绍果,仇雨临.城乡医疗保障制度的统筹衔接机制研究[J].天府新论,2010(1):90-95.

[4] 桂龙生.试论我国统筹城乡医疗保障制度的模式与路径选择[J].经济视野,2019(19):27.

[5] 霍丽丽,朱肖菊.国外城乡医疗保障统筹发展模式对我国的启示[J].边疆经济与文化,2015(6):11-12.

[6] 贾永常.城乡医疗保障统筹管理迫在眉睫[J]经济视野,2013(14):348.

[7] 姜艳丽.基本医疗保障制度建设城乡统筹的思考[J].中国市场,2020(30):43,46.

[8] 康蕊,吕学静.统筹城乡医疗保障一体化[J].中国老年学杂志,2017(5):1254-1256.

[9] 雷兵能.医疗保障城乡统筹势在必行[J].四川劳动保障,2010(11):36.

[10] 李国庆.医疗保障城乡一体化及其法律问题研究[M].北京:中国金融出版社,2020.

[11] 李佳奇.重大疾病医疗保障方式及其保障水平的提升路径研究[D].重庆:西南财经大学,2021.

[12] 刘超.基于伦理因素的城乡基本医疗保险制度并轨研究[D].南京:东南大学,2017.

[13] 宋新玲,金培骏,伍勤生.推进城乡医疗保障统筹管理的必要性探讨[J].医药前沿,2013(1):376.

[14] 汪心海.山东省城乡居民医疗保障制度运行现状研究[D].济南:山东大学,2015.

[15] 王海荣.统筹城乡医疗保障制度研究[D].镇江:江苏大学,2010.

[16] 王红漫.医疗保障制度城乡统筹的若干建议[J].人民论坛,2016(1):82-83.

[17] 王薇.统筹城乡医疗保障制度的研究[J].中外企业家,2015(23):201.

[18] 肖力玮.收入差距与医疗保障制度分割对医疗效率的影响[M].汕头:汕头大学出版社,2019.

[19] 薛义.我国卫生体制与医疗保障概述[M].北京:中国社会出版社,2006.

[20] 叶小兰,陈滔.统筹城乡背景下实现全民基本医疗保障的模式与路径研究[M].北京:中国劳动社会保障出版社,2017.

[21] 张燕燕.统筹发展城乡医疗保障制度研究[J].传承,2015(12):126-128.

[22] 邹璇.城乡医疗保障统筹发展模式与路径探索:以重庆市为例[J].农村经济,2014(8):84-89.